西藏民族大学资助出版

# Selenium

# 硒补充对人体健康影响的循证医学证据研究

主编 王少康 薛 蓓 孙桂菊

东南大学出版社
SOUTHEAST UNIVERSITY PRESS
·南京·

**图书在版编目(CIP)数据**

硒补充对人体健康影响的循证医学证据研究／王少康，薛蓓，孙桂菊主编. —— 南京：东南大学出版社，2024.12. —— ISBN 978-7-5766-1695-8

Ⅰ.R151.2

中国国家版本馆 CIP 数据核字第 20247BH240 号

责任编辑:郭 吉 责任校对:子雪莲 封面设计:毕 真 责任印制:周荣虎

**硒补充对人体健康影响的循证医学证据研究**

Xi Buchong Dui Renti Jiankang Yingxiang De Xunzheng Yixue Zhengju Yanjiu

| | |
|---|---|
| 主 编 | 王少康 薛 蓓 孙桂菊 |
| 出版发行 | 东南大学出版社 |
| 出 版 人 | 白云飞 |
| 社 址 | 南京市四牌楼 2 号(邮编:210096 电话:025-83793330) |
| 经 销 | 全国各地新华书店 |
| 印 刷 | 广东虎彩云印刷有限公司 |
| 开 本 | 787 mm×1 092 mm 1/16 |
| 印 张 | 12 |
| 字 数 | 300 千字 |
| 版 次 | 2024 年 12 月第 1 版 |
| 印 次 | 2024 年 12 月第 1 次印刷 |
| 书 号 | ISBN 978-7-5766-1695-8 |
| 定 价 | 57.00 元 |

本社图书若有印装质量问题,请直接与营销部联系,电话:025-83791830。

# 编 委 会

主　编:王少康　薛　蓓　孙桂菊

副主编:宋志秀　廖　望　王绪新

**参编人员**(按姓氏拼音字母顺序排列):

　　　陈香君　古再丽努尔·库尔班　郝润华

　　　郝晓玉　靳行仪　栗果　廖望　刘奇

　　　潘　达　任兴远　孙桂菊　宋志秀　唐文倩

　　　汪　瑞　王少康　王文博　王绪新　夏　惠

　　　徐　珊　薛　蓓　赵欣雨　朱　亭

# 前　言

## PREFACE

　　1957年，我国学者首先提出克山病与缺硒有关的报告，并进一步验证和肯定了硒是人体所必需的微量元素，对于维持人体健康具有重要作用。硒通过谷胱甘肽过氧化物酶以维持机体细胞的正常功能。硒通过上调白细胞介素—2受体表达，使得淋巴细胞、NK细胞、淋巴因子激活杀伤细胞的活性增加，从而提高免疫功能。硒与金属具有较强的亲和力，当人体因某种原因导致体内重金属含量增加而出现重金属中毒时，硒能够与体内的重金属（如汞、镉、铅等）结合成金属—硒—蛋白质复合物从而起到解毒作用，并将有毒金属排出体外。硒对于维持人体生殖系统的正常功能具有重要作用，缺硒的儿童普遍身材矮小、消瘦，且智力也会出现不同程度的下降，机体各个器官的发育也会遭受一定的影响。

　　本著作从硒与人体健康关系的角度出发，通过检索各大数据库获得最新研究，利用系统综述和循证医学的研究方法和写作手法，向读者全面介绍硒的健康效应及其与各种疾病之间的关系。本著作内容共四章：第一章为绪论，阐述什么是硒、硒的作用、硒缺乏问题仍然存在、补硒的重要性。第二章为硒与人体健康，利用综述以及证据体分析说明硒与疾病之间确实存在关联，以及硒在疾病预防及减缓疾病发展中所发挥的作用。第三章为硒的作用机制，阐述硒可以提高人体免疫力，进而预防相关疾病的发生、降低疾病的发病率通过硒蛋白、谷胱甘肽过氧化物酶等途径产生作用。第四章为科学补硒，阐述硒的来源、硒的摄入量与中毒剂量、硒补充的益处，总结硒与各项疾病之间的关系，进而说明硒补充的益处。

　　本著作通过全面阐述硒补充与人体健康的关系，可以引导大众合理搭配膳食结构，科学选择富硒食物和硒补充剂，以期提高大众的健康知识素养和身体健康水平，同时为相关领域的科学家提供专业借鉴，引导专家学者开拓研究思路，推动我国硒营养科学研究的长足进步。

王少康

2024/9/15

# 目 录

CONTENTS

# 绪　论

## 一、 什么是硒

硒是一种非金属元素，化学符号为 Se，于 1817 年首次被瑞典化学家 Berzelius 发现并命名。硒也是一种非常重要的营养素，在动植物正常的生长繁殖过程中发挥着不可替代的作用。

自然界中硒的存在形式主要分为无机态和有机态两种，有机硒具有毒性较低、吸收率高、更容易被机体利用等优势而成为人体重要的补硒来源。目前，国内硒产品种类繁多，除天然食品和补硒制剂外，还有琳琅满目的富硒食品，其中富硒酵母被公认为机体内最有效的硒补充剂之一。富硒酵母是利用生物工程技术将无机形态的硒源加入培养基内进行发酵培养，而后通过一系列操作得到与蛋白质、糖类等大分子物质结合起来的有机形态的硒源，其有机硒含量在 90% 以上，其中硒代蛋氨酸占 70%，硒代半胱氨酸占 20%。

硒对于维持人体各项生理功能具有极其重要的作用，其主要通过与蛋白质和其他有机团结合形成酶、激素、维生素等大分子。当机体处于硒缺乏状态时将会抑制特定酶的合成或降低酶的活性，从而影响正常的生理活动。

硒具有提高机体免疫力、抗肿瘤、抗病毒、抗氧化、抗重金属和增强生殖功能等多种功能，可保护心血管、增强免疫力、缓解重金属毒性等。硒在体内主要以硒蛋白的形式发挥生物学作用，近年来硒蛋白与人体健康的关系日益受到重视。研究表明，硒蛋白在肿瘤、心血管疾病、骨关节炎、地方病以及新型冠状病毒感染等疾病的发病机制及防治方面起着重要作用。

硒摄入量过少或过多均会导致人体出现亚健康乃至疾病的状况，每日摄入适量的硒对维持机体健康有积极的影响。世界卫生组织建议每日硒摄入量范围为 $50 \sim 60 \ \mu g$，中国营养学会推荐成人每日硒摄入量为 $60 \ \mu g$。

随着近年来人们对健康的重视，硒营养的相关研究已成为当前国内外探讨微量元素与健康关系的热点之一。

## 二、 硒的生理功能

抗氧化功能：谷胱甘肽过氧化物酶是一种过氧化物分解酶，广泛存在于机体内，对于维持机体健康具有极其重要的作用。硒是谷胱甘肽过氧化物酶的重要组成部分，所以硒对于维持人体健康必不可少。谷胱甘肽过氧化物酶特异性地催化还原型谷胱甘肽转变为氧化型谷胱甘肽促进体内的过氧化物转化为无毒的羟化物，阻断活性氧和其他自由基对机体的损伤，从而避免过氧化物对机体组织以及细胞膜造成的损伤，以维持机体细胞的正常功能。

增强免疫功能：先天性免疫是机体先天具有的正常生理防御功能，对各种病原微生物和异物的入侵都能做出相应的免疫应答，进而保护机体健康。先天性免疫主要通过吞噬细胞等免疫细胞对病原体的吞噬和杀灭而发挥作用，硒可以提升吞噬细胞的吞噬和杀菌能力。白细胞介素（简称白介素），是一种在免疫细胞间相互作用的淋巴因子，对于维持人体免疫具有重要作用。硒可以通过作用于白介素受体进而增强人体内免疫细胞的活性，还可以通过影响 T 型淋巴细胞从而提高人体的免疫功能。

解毒作用：硒与金属具有较强的亲和力，当人体内重金属含量增加导致重金属中毒时，硒能够与体内的重金属（如汞、镉、铅）等结合成金属－硒－蛋白质复合物，将有毒金属排出体外，从而起到解毒作用。

## 三、 硒与生殖及胚胎发育的关系

硒对于维持人体生殖系统的正常功能具有重要作用。

硒在男性精子形成过程中具有重要作用。男性硒摄入不足时会导致体内精子活性降低，而精子活性降低后会进一步导致女性受孕困难，即使受孕后也会容易出现流产以及胚胎发育不良等情况。

硒还参与了女性体内胚胎的发育过程，当孕妇处于硒缺乏状态时，免疫力会下降，进而导致孕妇容易出现孕期疾病。此外，硒缺乏还会导致孕妇体内的胚胎发育不良，从而使得新生儿容易出现溶血性贫血以及发育畸形等一系列健康问题。

## 四、 硒与儿童生长发育的关系

硒对于维持儿童正常生长发育必不可缺，它具有保护细胞膜、抵抗有毒物质侵害、清除自由基以及抗氧化等作用。当儿童处于硒缺乏状态时，其脑、肌肉以及骨骼等的生长发育均会受到影响。

缺硒会降低儿童免疫力，使得儿童对疾病的抵抗力下降，大大增加儿童患呼吸道、消化道、心脏和肝脏等疾病的概率，还可直接导致儿童的生长发育处于停滞状态。研究表明，缺硒的儿童普遍身材矮小、消瘦，且智力也会出现不同程度的下降，机体各个器官的发育也会受到一定的影响。

## 五、 人体硒缺乏状态依旧存在

我国土壤硒的环境背景值为 0.21 mg/kg，总体属于缺硒国家。研究表明，我国土壤硒含量范围为 0.022～3.806 mg/kg，平均值为 0.239 mg/kg，远低于世界土壤硒含量的平均水平，且地区间差异大，硒资源分布极不均匀，其中湖北恩施土壤中硒含量高达 45.5 mg/kg，而缺硒地区土壤中硒含量仅为 0.06～0.18 mg/kg。

据《中华人民共和国地方疾病与环境因素图集》，从东北三省起斜穿至云贵高原，占中国国土面积的 72% 地区存在一条低硒地带，其中 30% 为严重缺硒地区，该地区的蔬果、粮食等天然食物中的硒含量较低，这些地区的食物中硒含量大部分在 0.02 mg/kg 以下。我国东南沿海地区虽然是富硒地区，但是食物中的硒含量也只有 0.10 mg/kg，是联合国卫生组织规定的最低限。

1980 年，中国农业科学院在全国（除台湾地区）30 个省区市的 1 094 个县市（约占全国的半数）布设了 1 782 个采样点，测定了 805 个土壤样品的含硒量，绘制成了中国土壤硒含量分布图。从该地图可以看出，我国土壤中硒含量呈现出中间低、两边（东南和西北地区）高的马鞍分布规律，东南方向和西北方向分别为富硒湿润地区和富硒干旱地区环境，而东北到西南地区则为缺硒地区，且在 20 世纪这些缺硒地区就是我国克山病的高发地区。据此中国农业科学院列出了我国具体的缺硒地区和严重缺硒地区。严重缺硒地区包括黑龙江、吉林、辽宁、河北、河南、山东、山西、陕西、四川、重庆、云南、新疆、内蒙古，这 13 个地区的土壤中硒含量很低，在 20 μg/kg 以下。缺硒地区包括北京、天津、江苏、浙江、安徽、湖南、湖北、福建、江西北部、广东、甘肃、宁夏等，这些地区的土壤硒含量在 20～50 μg/kg 之间。相对不缺硒地区为广西、海南、贵州大部、湖北东部、江西南部、新疆东部、甘肃西部等，这些地区的土壤硒含量在 50 μg/kg 以上。

土壤硒含量较低，经该土壤种植的蔬果、稻谷等食物的硒含量也会处于较低水平。通过饮食是人体摄入硒的重要方式，食物是人体硒的重要来源。如果长期食用低硒食物且不额外服用硒补充剂会导致人体处于缺硒状态，进而影响人体健康。

据统计，我国 29% 的地区居民人均硒含量均低于 0.02 mg/kg，为极度硒缺乏状态；43% 的地区居民人均硒含量在 0.03～0.04 mg/kg 之间，为缺硒状态。换言之，我国有 72% 的地区居民机体正处于硒缺乏状态的危险当中。

## 六、 补硒刻不容缓

硒对于维持人体正常生理活动以及儿童生长发育具有极其重要的作用，对于提高人体免疫力、保持人体处于健康状态也发挥着重要的作用。

据有关调查显示，我国成年人的每日硒摄入量仅为 30～45 μg，远低于我国 60 μg 的建议摄入值。补硒已经刻不容缓。

1988 年，中国营养学会推荐的《每日膳食中营养素供给量与我国的膳食指南》中已将硒列为 15 种每日膳食营养素之一，推荐成人每日硒摄入量为 60 μg，每日可耐受最高摄入量为 400 μg。2005 年，我国"防病治病、定量补硒"工作会议召开，全民补硒工程正式启动。2006 年，国家将"公众营养改善行动"列入"十一五"规划纲要，从此，掀起"全民补硒运动"。中国著名营养学家于若木指出："要像补碘一样补硒"。

2013 年 5 月 17 日是由国家卫生部发起的我国第一个"全民补硒日"，"517"是"我要硒"的谐音，自第一届全民补硒日开始，至今已是第 11 个全民补硒日。

中国科学院地理科学与资源研究所的调查资料显示，中国长寿地区的土壤和食物中都富含微量元素硒，这些地区（如江苏如皋、湖北钟祥等）土壤中硒含量平均为 470 μg/kg，中外闻名的"硒都"——湖北恩施地区土壤中硒含量平均高达 970 μg/kg。

医学专家于树玉历经 16 年调查发现，肝癌高发区的居民血液中的硒含量均低于肝癌低发区，肝癌的发生率与血硒水平呈负相关。补硒可使肝癌发生率下降 35%，使有肝癌家族史者发病率下降 50%。

我国平均每年死于恶性肿瘤的人数为 130 万人，占全国平均每年总死亡人数的 18.63%，有研究表明，肿瘤的发病率和死亡率与硒的地理分布呈负相关，低硒地区肿瘤的发病率及死亡率较高，肿瘤患者体内硒水平较正常人低。

硒元素作为"长寿元素""抗癌之王"，其与人类的健康息息相关。硒是人体必不可少的微量元素，其缺乏和过量都会影响人体健康，因此科学补硒至关重要。

多种食物中都富含硒，例如黄豆、绿豆、猪肾、牛肾、鸭肝、鹌鹑蛋等。富硒大米、小米以及小麦等也是良好的补硒食物。日常生活中，可以通过多吃一些含硒较高的食物来补充。对于长期处于硒缺乏状态的居民也可以服用如富硒酵母片等硒补充剂进行补硒以维持身体健康，预防硒缺乏而导致的疾病。

# 参考文献

[1] Prabhu K S, Lei X G. Selenium [J]. Adv Nutr, 2016, 7 (2): 415-417.

[2] 方满新, 胡威, 刘犇. 微量元素硒对动物肠道健康的影响及其调控机制 [J]. 动物营养学报, 2024, 36 (6): 3425-3437.

[3] 杜振隆, 付力立, 罗正中, 等. 围产前期补饲酵母硒对奶牛乳汁代谢物的影响 [J]. 动物营养学报, 2023, 35 (3): 1666-1674.

[4] Labunskyy V M, Hatfield D L, Gladyshev V N. Selenoproteins: Molecular pathways and physiological roles [J]. Physiol Rev, 2014, 94: 739-777.

[5] Rayman M P. Selenium and human health [J]. Lancet, 2012, 379: 1256-1268.

[6] 龙翠英, 郑春玲, 黄刚, 等. 补硒治疗对缺血性脑卒中患者抗氧化能力的影响 [J]. 中国地方病防治杂志, 2016, 31 (9): 1079.

[7] 刘一缘, 毛金媛. 硒营养水平与血脂异常相关的人群研究进展 [J]. 实用医学杂志, 2024, 40 (13): 1889-1894.

[8] 杜丽飞, 邱美珍, 周望平, 等. 酵母硒抗病毒感染研究进展 [J]. 湖南畜牧兽医, 2010 (6): 4-5.

［9］高婧．中国典型高硒与硒缺乏区硒营养摄入规律研究［D］．中国科学技术大学，2010．

［10］马秀杰，张跃安．硒对人体健康影响研究进展［J］．中国公共卫生，2009，25（8）：1021 -
1023.

［11］李浩男，谢晓宇，王立平．硒营养与人体健康［J］．食品工业，2022，43（3）：325 - 330.

［12］谭秀琴，邓顺有，黄才茂，等．微量元素硒和碘与广州地区甲状腺结节的相关性［J］．实
用医学杂志，2024，40（8）：1153 - 1159.

［13］刘耳，吴燕，于树玉．硒对乏氧肝癌细胞生长的抑制作用［J］．实用癌症杂志，1994（4）：
237 - 239.

# 硒与人体健康

# 第一节　硒与心血管疾病

# 硒与克山病

## 一、什么是克山病

克山病亦称地方性心肌病，是一种主要由于食物中缺少硒元素而引起的慢性非传染性疾病，最初于 1935 年在中国黑龙江省克山县发现，由此得名。人们发现在该地区的饮用水和食物中普遍缺乏硒元素，这种情况会导致人体内的硒含量减少，从而引起一系列的病症。

克山病的病因可分生物地球化学病因和生物病因。克山病全部发生在低硒地带，患者头发和血液中的硒明显低于非病区居民，而口服亚硒酸钠可以预防克山病的发生，说明硒与克山病的发生有关。但鉴于病区虽然普遍低硒，而发病仅占居民的一小部分，且缺硒不能解释克山病的年度和季节多发，所以还应考虑克山病的发生除低硒外尚有多种其他因素参与的可能。

根据最新的统计数据，中国目前克山病流行区域范围逐渐缩小，患病率已经大大降低。截至 2021 年底，我国较重病例数已经降至 100 例以下，绝大多数病例发生在甘肃、青海等西北地区的少数民族聚居区。此外，一些发病的地区在近年来均采取了有效的防控措施，使得克山病疫情得到了有效的遏制。

为了预防和治疗克山病，人们可以采取以下措施：首先，应该加强饮食营养，多摄入含有硒元素的食品，如鱼类、海产品、牛肉、猪肉等。其次，可以通过口服硒剂来补充体内的硒元素。最后，对于已经患上克山病的人群，应该积极进行药物治疗，减轻亚硒酸盐的毒性作用。

值得注意的是，硒元素虽然是人体必需的，但过量摄入硒元素同样会对人体健康造成影响。因此，在口服硒剂时应该按照医生的建议用药。

## 二、硒与克山病的关系

检索硒与克山病的相关文献，参照世界卫生组织推荐的证据评价方法和标准，对体内硒、饮食硒摄入量与克山病关联的文献进行综合评价，其结果如下：

## 1. 体内硒与克山病

通过搜索相关研究并进行综合分析，结果显示人体内硒水平和克山病之间存在一定的关系，且克山病患者体内硒水平显著低于健康人群，综合评价等级为B，说明缺硒可以使得克山病的发生概率增大。具体研究证据质量及等级评价见表 2.1.1。

人体内硒水平和克山病之间关系的研究共计 4 项，其中 1 项为病例对照研究，1 项为生态学研究，2 项为横断面研究，均发现人体内硒水平与克山病之间存在一定的关系，见表 2.1.2。

表 2.1.1　体内硒水平与克山病关系的证据体分析

| 内容 | 评级 | 备注 |
|---|---|---|
| 证据等级 | 良 | 1 项病例对照研究，1 项生态学研究，2 项横断面研究 |
| 一致性 | 优 | 1 项病例对照研究、1 项生态学研究、2 项横断面研究显示克山病患者血清硒水平显著低于健康人群 |
| 健康影响 | 优 | 1 项病例对照研究、1 项生态学研究、2 项横断面研究显示克山病患者体内血清硒水平降低，且与健康人群之间存在显著差异 |
| 研究人群 | 优 | 中国 |
| 适用性 | 优 | 直接适用于中国人群 |

1995—1999 年，来自中国预防医学科学院的夏弈明及其研究团队在四川省冕宁县进行了一项病例对照研究。研究者们对当地 5 年内新发的 32 名亚急型、慢型克山病患者的发硒水平进行了检测，同时在每例克山病患者家庭中年龄相近的亲兄妹和相邻非发病户中的同龄人中各选择一人组成两个对照组进行比较分析。结果显示，病例组发硒水平为 0.077 6 $\mu g/g$，两个对照组发硒水平分别为 0.127 9 $\mu g/g$ 和 0.131 3 $\mu g/g$。克山病患者体内硒水平明显低于健康人群。

为进一步探究硒与克山病的关系，2021 年来自中国疾病预防控制中心的 Hou 及其研究团队发表了在中国进行的一次大规模的横断面研究。研究者们从中国 9 个不同省份的 49 个克山病发病县和 19 个无克山病发病县收集了 2 143 份人发、698 份土壤、701 份大米、607 份面粉、521 份玉米和 330 份其他食品样品，分析了克山病发病地区和无克山病发病地区硒含量的差别。研究结果显示，克山病发病地区人发、土壤、主食和其他食物中硒含量（分别为 0.299 6 g/kg、0.138 0 mg/kg、0.019 0 mg/kg 和 0.007 6 mg/kg）低于无克山病发病地区（分别为 0.370 0 mg/kg、0.193 0 mg/kg、0.024 0 mg/kg 和 0.016 5 mg/kg）。这不仅说明克山病患者体内硒水平明显低于健康人群，也说明了克山病高发地区环境硒水平较之其他地区也有明显差异，从而导致克山病高发地区居民长期存在缺硒现象。

此外，来自中国疾病预防控制中心地方病控制中心的王铜研究团队、四川省地方病防治研究所的胡梅研究团队的多项研究也显示硒与克山病存在一定的关系，克山病高发地区居民体内硒水平显著低于其他地区正常人群。

表 2.1.2 体内硒水平与克山病关系的研究

| 作者年度 | 研究类型 | 研究方法 | 例数（病例/对照） | 研究对象及年龄 | 结果 | 对危险性的影响（增加/无/保护） |
|---|---|---|---|---|---|---|
| 胡梅 2001 | 横断面研究 | 在凉州市六县市，分别从2个固定监测点各选择6~10岁男性儿童15名，采集后枕部头发，采用荧光光度法测定硒含量 | 180 | 凉州市六县市6~10岁学龄儿童 | 凉山州冕宁、昭觉、布拖、喜德、美姑、西昌学龄儿童发硒均值分别为0.087、0.138、0.140、0.162、0.206、0.268 mg/kg。冕宁、昭觉和布拖儿童发硒水平下降严重，与近年该地区克山病病情加重情况相符 | 保护 |
| 夏弈明 2002 | 病例对照研究 | 在四川省冕宁县选取已登记的克山病儿童患者作为病例组，按1:2配比对照组，即内对照组（患儿年龄相近亲兄妹）和外对照组（患儿住户相邻未患病同龄儿童），对发硒含量进行对比分析 | 32/32+32 | 四川省冕宁县新发病儿童及亲兄妹和同龄近邻，每组男17例、女15例，平均年龄5.12岁 | 病例组头发硒水平为0.077 6 μg/g，对照组头发硒水平分别为0.127 9 μg/g和0.131 3 μg/g，病例组与对照组之间头发硒水平差异有统计学意义（P<0.05） | 保护 |
| Hou 2021 | 横断面研究 | 从中国49个克山病高发病县和19个非高发病县共选取2 143人对头发硒水平进行检测 | 1 526/617 | 中国49个克山病高发病县人群，19个非高发病县人群 | 高发病县人群头发硒水平为0.299 6 mg/kg，非高发病县人群头发硒水平为0.370 0 mg/kg，两组之间头发硒水平差异有统计学意义（P<0.05） | 保护 |
| Zou 2021 | 生态学研究 | 招募了在黑龙江居住6个月以上的男性居民进行调查，检测头发硒含量 | 220/181 | 中国黑龙江53个克山病高发县和37个非高发县16岁以上男性，年龄分别为20.3±3.3岁，21.2±3.3岁 | 高发县和非高发县人群发硒水平分别为0.29（0.11~0.49）mg/kg、0.30（0.09~0.80）mg/kg，两组之间发硒水平差异有统计学意义（P=0.04） | 保护 |

## 2. 硒补充与克山病

通过搜索相关研究并进行综合分析，结果显示硒补充能够提高人体硒水平，预防克山病的发生，综合评价等级为 A，说明硒补充与克山病存在着显著的关系。具体研究证据质量及等级评价见表 2.1.3。

硒补充与克山病发病关系的研究共计 5 项，其中 3 项为随机对照研究，1 项为历史性对照研究，1 项为 meta 分析研究，均发现硒补充与克山病之间存在一定的关系，硒补充能够提高人体硒水平，预防克山病的发生，见表 2.1.4。

表 2.1.3　饮食硒摄入量与克山病发病关系的证据体分析

| 内容 | 评级 | 备注 |
| --- | --- | --- |
| 证据等级 | 优 | 1 项 meta 分析研究，3 项随机对照研究，1 项历史性对照研究 |
| 一致性 | 优 | 1 项 meta 分析研究、3 项随机对照研究、1 项历史性对照研究显示硒补充能够提高人体硒水平，预防克山病的发生 |
| 健康影响 | 优 | 1 项 meta 分析研究、3 项随机对照研究、1 项历史性对照研究显示硒补充能够提高人体硒水平，降低克山病的发病概率 |
| 研究人群 | 优 | 中国 |
| 适用性 | 优 | 直接适用于中国人群 |

1975 年 2 月—1976 年 5 月，以西安医学院克山病研究室为首的研究团队在陕西克山病重发病地区开展了一项随机对照试验，将 1 077 例 2～10 岁儿童分为服硒组（537 例）和对照组（540 例），服硒组每人每 10 天口服亚硒酸钠一次，1～5 岁儿童每次服用 1 mg，6～10 岁儿童每次服用 2 mg。干预期间对照组 540 例中新发急性克山病 31 例，发病率为 5.74%；而服硒组 537 例中新发急性克山病 4 例，发病率为 0.75%。该研究结果说明补充亚硒酸钠可在一定程度上降低克山病的发病率。

2007—2009 年，四川省疾病预防控制中心在四川省攀枝花市仁和区及凉山州西昌市、冕宁县开展了一项预防性项目，采用硒强化营养碘盐对全民进行干预。经过两年的干预后，三地居民发硒均值为 0.338 $\mu g/g$，高于 2006 年的本底值（0.294 $\mu g/g$）。同时干预期间三地无亚急性克山病新发病例，慢性、潜在性克山病检出率为 1.16%，低于 2006 年的本底值（2.46%）。这一研究也证实了通过硒强化营养碘盐能够提高人体硒水平，预防克山病的发生。

此外来自四川的陈君石、陕西的宋鸿彬等研究团队的多项研究也证明了通过膳食或营养补充剂形式补充硒元素能够预防克山病的发生。2017 年中国疾病预防控制中心地方病控制中心的王铜研究团队通过对目前已有的多项研究进行了 meta 分析，也证明了补充硒对于预防克山病的重要性。

表 2.1.4　饮食硒摄入量与克山病关系的研究

| 作者年度 | 研究类型 | 研究方法 | 例数（病例/对照） | 研究对象及年龄 | 结果 | 对危险性的影响（增加/无/保护） |
|---|---|---|---|---|---|---|
| 西安医学院克山病研究室 1978 | 随机对照研究 | ①克山病高发地区人群随机分服硒组和对照组，第一年服硒组每人每半个月肌肉注射0.2%亚硒酸盐2 mL及维生素E 5 mg，次年每10天口服亚硒酸钠4 mg及维生素E 10 mg，观察预防效果。②克山病重发病地区，按自然村分服硒组和对照组，服硒组每10天用亚硒酸钠1次，1～5岁1 mg，6～10岁2 mg，持续15个月 | ①50/50 ②537/540 | ①克山病发病较重试点区成年男子。②克山病重发病地区易急性发病的2～10岁儿童 | ①对照组新发急性克山病5例（急性轻症3例，急性重症2例）；服硒组1例急性轻症克山病，初步可见预防效果。②对照组新发急性克山病31例，发病率为5.74%；服硒组中新发急性克山病4例，发病率为0.75%，两组发病率相比有明显差异（$P<0.01$） | 保护 |
| 陈君石 1982 | 随机对照研究 | 克山病高发地区冕宁县，以生产队为单位，随机分为服硒队和对照队，每年1—2月开始服药，9月底停药。服硒队每周服亚硒酸钠片1次，1～5岁每次0.5 mg，6～9岁每次1.0 mg；对照队每周服淀粉片1次，观察和比较发病情况及转归 | 4 510/3 985（1974年）；6 767/5 445（1975年） | 克山病高发地区冕宁县1～9岁儿童 | 1974年对照组急性和亚急性克山病54例、发病率为1.35%，服硒组10例、发病率为0.22%，两组发病率之间有明显差异（$P<0.01$）。1975年对照组急性和亚急性克山病52例、发病率为0.95%，服硒组7例、发病率为0.10%，两组发病率之间有明显差异（$P<0.01$） | 保护 |
| 宋鸿彬 1992 | 随机对照研究 | 对西安黄陵县人群进行随机对照研究，干预组采用亚硒酸钠补充硒并与对照组进行克山病发病率的比较 | 1 124/806 | 西安黄陵县克山病高发地区人群 | 服硒组克山病年发病率为8.9例/万人，对照组克山病发病率为173.7例/万人，服硒组与对照组克山病发病率差异有统计学意义（$P<0.05$） | 保护 |

续表

| 作者年度 | 研究类型 | 研究方法 | 例数（病例/对照） | 研究对象及年龄 | 结果 | 对危险性的影响（增加/无/保护） |
|---|---|---|---|---|---|---|
| 蔡卫 2010 | 历史性对照研究 | 2007—2009 年对攀枝花市仁和区和凉山州的西昌市、冕宁县全民采用硒强化营养碘盐并与 2006 年本底值进行亚急性、慢性和潜在性克山病检出率的比较 | 114.6 万 | 攀枝花市仁和区和凉山州的西昌市、冕宁县全民 | 三地无亚急性克山病新发病例，慢性、潜在性克山病检出率 1.16%，低于 2006 年的本底值 2.46% | 保护 |
| Zhou 2018 | meta 分析（17 篇文章，包含 41 项病例对照研究） | 从数据库中检索相关原始研究并进行综合分析 | 683 075/1 300 163 | 克山病高发地区的居民 | 35 项研究中保护率在 80% 以上，总体效果（OR）为 0.14，$P<0.05$ | 保护 |

# 硒与冠心病

## 一、什么是冠心病

冠状动脉是供应心脏肌肉血液和氧气的主要血管，其形态似冠状，故称冠状动脉。冠心病，全称冠状动脉粥样硬化性心脏病，是一种由于冠状动脉粥样硬化导致心肌缺血、缺氧而引起的心脏疾病，它是导致全球疾病负担最重的疾病之一。

冠心病的发病原因多种多样，其中最主要的风险因素包括高血压、高血脂、吸烟、糖尿病、肥胖、缺乏体育锻炼、不健康的饮食以及家族遗传等。这些因素都可能导致血管内脂质斑块形成，并逐渐增大，最终导致血管狭窄和阻塞。冠心病的发作还常常与季节变化、情绪激动、体力活动增加、饱食、大量吸烟和饮酒等有关。此外，如巨细胞病毒、肺炎衣原体、幽门螺杆菌等病毒感染也是冠心病的重要危险因素。

预防冠心病的关键在于控制危险因素并采取健康的生活方式，包括戒烟、控制血压、控制血脂、管理糖尿病、保持健康体重、进行规律的体育锻炼以及保持健康的饮食习惯，如减少饱和脂肪和胆固醇的摄入，增加水果、蔬菜和全谷物的摄入。

冠心病是一种慢性疾病，需要长期管理和治疗。遵循医生的建议，定期进行体检和血液检查，积极控制危险因素，并养成健康的生活方式，有助于减少冠心病的风险，并提高生活质量。如果出现胸痛或其他心脏相关症状，应及时就医并接受专业治疗。

## 二、 硒与冠心病的关系

检索硒与冠心病的相关文献，参照世界卫生组织推荐的证据评价方法和标准，对体内硒与冠心病关联的文献进行综合评价，而饮食硒摄入量与冠心病的关联文献较少，仅对其进行简要描述，结果如下：

### 1. 体内硒与冠心病

通过搜索相关研究并进行综合分析，结果显示体内硒与冠心病发病之间的关系的研究结论不一，体内硒对于冠心病可能具有保护作用，综合评价等级为 B。具体研究证据质量及等级评价见表 2.1.5。

人体内硒水平和冠心病之间关系的研究共计 6 项，其中 3 项为病例对照研究，1 项为横断面研究，2 项为 meta 分析。其中 2 项研究发现人体内硒水平与冠心病之间没有全面的关系，4 项研究发现冠心病患者硒水平显著偏低，见表 2.1.6。

表 2.1.5　体内硒水平与冠心病关系的证据体分析

| 内容 | 评级 | 备注 |
| --- | --- | --- |
| 证据等级 | 良 | 3 项病例对照研究，1 项横断面研究，2 项 meta 分析 |
| 一致性 | 中 | 2 项研究发现人体内硒水平与冠心病之间没有全面的关系，4 项研究发现冠心病患者硒水平显著偏低 |
| 健康影响 | 中 | 4 项研究发现冠心病患者硒水平显著偏低，硒对冠心病可能具有保护作用 |
| 研究人群 | 优 | 中国，美国，挪威，荷兰 |
| 适用性 | 良 | 适用于中国，但有个别注意事项 |

为了研究体内硒与冠心病之间的关系，1987 年挪威特罗姆瑟大学的 Ringstad 研究团队开展了一项巢式病例对照研究，检测了 59 例冠心病患者和 59 例正常人群的血清硒水平。研究结果显示，冠心病患者血清硒水平（1.57 $\mu$mol/L）与正常人群（1.61 $\mu$mol/L）并无明显差异。

1989 年荷兰鹿特丹大学 Kok 博士发表了一项病例对照研究，比较了 84 例冠心病患者和 84 例健康人群的血浆硒和趾甲硒水平。研究结果显示，冠心病患者趾甲硒水平（0.70 mg/kg）显著低于健康人群（0.78 mg/kg），但血浆硒水平（100.8 ng/mL）和健康人群（106.8 ng/mL）并无显著性别。此后，来自哈佛大学的 Yoshizawa 研究团队于 2003 年发表的相关研究也表示硒水平与冠心病之间没有全面的关系。

2020年，青岛大学医学院附属烟台毓璜顶医院的研究团队使用美国1999—2006年国家健康与营养调查数据重新对体内硒与冠心病的关系进行了研究。研究结果显示血清硒浓度与冠心病风险呈负相关（OR：0.989，95% CI：0.981，0.997，$P=0.006$）。同时该团队还通过文献检索对已有的相关研究进行了总结。结果表明，虽然早有研究称硒水平与冠心病的发病间无明显关联，但近年来有越来越多的研究还是证明了低硒水平会影响冠心病的发病率，其具体的影响还有待进一步研究。

为了进一步探究体内硒是不是与冠心病的发病存在着关联，2006年来自西班牙的Flores-Mateo研究团队通过对目前已有的多项研究进行了meta分析，结果表明人体内硒水平与冠心病风险呈负相关。2021年陕西中医药大学的杨柳研究团队再次进行了meta分析，结果也显示冠心病患者硒水平显著偏低。

**表2.1.6 体内硒水平与冠心病关系的研究**

| 作者年度 | 研究类型 | 研究方法 | 例数（病例/对照） | 研究对象及年龄 | 结果 | 对危险性的影响（增加/无/保护） |
|---|---|---|---|---|---|---|
| Ringstad 1987 | 巢式病例对照研究 | 使用1979—1980年第二次特罗姆瑟心脏研究的数据，随后6年内出现急性心肌梗死的59名男性为病例组，1∶1配比健康人群为对照组，分析比较两组血清硒浓度 | 59/59 | 急性心肌梗死患者和健康人群，均为男性，两组平均年龄均为46.3岁 | 冠心病患者血清硒水平（1.57 $\mu$mol/L）与正常人群（1.61 $\mu$mol/L）并无明显差异 | 无 |
| Kok 1989 | 病例对照研究 | 选取位于荷兰鹿特丹南方医院的84名急性心肌梗死患者作为病例组，从鹿特丹市的市政登记册中根据年龄和性别匹配84名健康人群作为对照组，检测血浆硒和趾甲硒水平 | 84/84 | 急性心肌梗死患者（59.4±9.5岁）和健康对照者（59.4±9.6岁） | 急性心肌梗死患者趾甲硒水平（0.70 mg/kg）显著低于健康人群（0.78 mg/kg），但血浆硒水平（100.8 ng/mL）和健康人群（106.8 ng/mL）并无显著性差别 | 保护 |
| Yoshizawa 2003 | 病例对照研究 | 基于1980年的"健康专业人员随访研究"的数据，在1987—1992年的随访中出现冠心病的470名患者为病例组，根据年龄及吸烟状况随机选择未出现冠心病的465名参与者为对照组，检测趾甲硒水平 | 470/465 | 冠心病患者和非冠心病对照者（平均年龄62岁） | 趾甲硒水平与总冠心病风险无关（OR=0.86，95% CI：0.55，1.32；$P=0.75$） | 无 |

续表

| 作者年度 | 研究类型 | 研究方法 | 例数（病例/对照） | 研究对象及年龄 | 结果 | 对危险性的影响（增加/无/保护） |
|---|---|---|---|---|---|---|
| Xie 2020 | 横断面研究 | 使用 1999—2006 年美国国家健康与营养调查（NHANES）的数据，共纳入了 17 867 名研究对象，采用 logisitic 回归分析血清硒浓度与冠心病风险的关系 | 17 867 | 18 岁及以上的美国健康与营养调查参与者（49.2 ± 19.0 岁） | 血清硒浓度与冠心病风险呈负相关（OR：0.989，95%CI：0.981~0.997，P=0.006） | 保护 |
| Flores-Mateo 2006 | meta 分析（25 项观察性研究） | 从数据库中检索相关原始研究并进行综合分析 | — | 冠心病患者和非冠心病患者 | 硒浓度增加 50% 与冠心病风险降低 24%（7%，38%）相关 | 保护 |
| Yang 2022 | meta 分析（25 项队列研究） | 从数据库中检索相关原始研究并进行综合分析 | — | 冠心病患者和非冠心病患者 | 冠心病患者（SMD = −0.47，95%CI：−0.64~ −0.28）的硒标准均差（SMD）水平均显著低于健康对照组 | 保护 |

## 2. 硒补充与冠心病

2005 年，纽约州立大学 Stranges 研究团队开展了一项随机对照实验，通过补充剂的形式每天摄入硒 200 μg，以研究硒对冠心病的预防作用。然而结果显示，补充硒对于冠心病没有预防作用。

2017 年山东大学公共卫生学院的研究团队通过对目前已有的多项研究进行了 meta 分析，结果表明补充硒虽然可以提高谷胱甘肽过氧化物酶水平，对改善氧化应激和炎症具有积极作用，但却不足以降低冠心病的死亡率。

目前，关于硒与冠心病发病之间关系的研究结论不一，硒对于冠心病的具体影响仍然有待进一步研究探索。

# 硒与心肌炎

## 一、 什么是心肌炎

心肌炎是指心脏的肌肉层（心肌）发生炎症反应的一种疾病。炎症可能降低心脏泵血的能力，引起胸部疼痛、气短和快速或不规则心律（心律失常），对人体健康造成严重影响。

心肌炎由各种原因引起，其中包括感染、自身免疫性疾病、药物或化学物质中毒等。感染是最常见的心肌炎病因之一。病毒感染则是其主要诱因，包括冠状病毒、流感病毒、巨细胞病毒和腺病毒等。细菌感染，如链球菌、梭状芽生菌和抗酸杆菌等，也可以导致心肌炎。寄生虫感染（如弓形虫和钩端螺旋体）以及真菌感染也可能引起心肌炎。除了感染外，自身免疫性疾病也是导致心肌炎的重要原因之一。类风湿性关节炎、系统性红斑狼疮和硬皮病等自身免疫性疾病与心肌炎之间存在密切的关联。此外，某些药物或化学物质的滥用或中毒也可能引起心肌炎。例如一些抗生素、化疗药物和非法药物（如可卡因）都可能对心肌产生毒性作用，导致心肌炎。

康复护理在心肌炎的治疗中也起着重要的作用。患者需要逐渐增加体力活动，并在医生的指导下进行心理和生理康复训练，以促进心脏功能的恢复。此外，改善生活方式也是预防心肌炎的重要措施之一。戒烟、减少饮酒、保持健康饮食、控制体重、保持适度的运动以及有效应对压力等都有助于降低心肌炎的风险。

总之，心肌炎是一种常见的心脏疾病，其病因复杂多样。如果出现相关症状，应及时就医，接受专业诊断和治疗，以减轻不良后果并提高生活质量。保持良好的个人卫生习惯、正确处理感染、避免过度劳累和压力、合理用药等也是预防心肌炎的重要措施。

## 二、 硒与心肌炎的关系

检索硒与心肌炎的相关文献，体内硒、饮食硒摄入量与心肌炎的关联文献较少，分别对其进行简要描述，结果如下：

### 1. 体内硒与心肌炎

1994 年兰州医学院第二附属医院的董湘玉开展了一项病例对照研究，以探究正常人群和心肌炎患者血清硒水平之间的差异。研究者选择了 37 例心肌炎患者和 30 例健康人群并检测了体内血清硒水平，结果显示心肌炎患者血清硒水平（0.021 ppm/L）显著低于健康人群（0.033 ppm/L）。同时重型患者血清硒水平（0.022 ppm/L）较轻型患者（0.028 ppm/L）下降也更加明显。

为了进一步研究体内硒和心肌炎之间的关系，云南省克山病防治研究中心的牛存龙于 2000 年对云南省 11 个暴发性心肌炎病县区和 6 个对照县区的耕作土、大米和人发中硒含量进行了检测，研究结果显示，11 个暴发性心肌炎区县与 6 个对照县相比较，耕作土（0.19 mg/kg；0.446 mg/kg）、大米（0.018 5 mg/kg；0.046 4 mg/kg）与人发（0.014 85 mg/kg；0.356 4 mg/kg）硒含量均具有显著性差异。这说明硒对心肌炎可能存在着预防作用。

### 2. 硒补充与心肌炎

2001 年云南省克山病防治研究中心的周凯在急性病毒性心肌炎发病期开展了一项横断面研究。研究者们分别检测了服硒人群和非服硒人群的头发硒水平，并监测各组心肌炎的发病情况。结果表明服硒人群头发硒含量（0.221 mg/kg）显著高于未服硒人群（0.135 mg/kg），服硒人群在急性病毒性心肌炎发病期无病情发生，未服硒人群则有心肌炎病情发生。这也就证明了补硒能够预防心肌炎的发生。

此后吉林大学第二医院儿科的郑百波研究团队在 2004 年发表了一项随机对照试验研究，将补充硒应用到了急性病毒性心肌炎患儿的治疗中。研究者们将 60 例急性病毒性心肌炎患儿分为补硒组（30 例）和常规治疗组（30 例），补硒组在心肌炎常规治疗的基础上按每人每天 3 μg/kg 的标准补充硒酵母。结果显示补硒组患者补硒并结合常规治疗后临床症状全部消失，心肌酶恢复正常，心电图恢复正常百分率明显高于常规治疗组。这也就说明了在常规治疗基础上加硒治疗效果更优。

总的来说，硒与心肌炎间关系密切。心肌炎患者与正常人群相比，体内硒含量更低。通过膳食或营养补充剂提高硒摄入量可以显著预防心肌炎的发生，同时常规治疗联合硒补充也能发挥更好的效果。

# 硒与高血压

## 一、什么是高血压

高血压，也被称为高血压病或者是动脉性高血压，是一种常见的慢性疾病，它的特点是体循环动脉血压（收缩压和/或舒张压）增高（收缩压≥140 mmHg，舒张压≥90 mmHg），可伴有心、脑、肾等器官的功能或器质性损害的临床综合征。高血压是一种潜在的健康风险，严重程度通常根据血压读数以及其他相关因素来判断。

高血压通常分为两类：原发性高血压和继发性高血压。原发性高血压，也被称为本发性高血压，是最常见的类型，约占所有高血压病例的 90％以上。原发性高血压的具体发病原因尚不清楚，但环境和遗传等因素都可能起到一定的作用。继发性高血压则是由其他疾病或药物引起的血压暂时性或持久性升高，如肾脏疾病、内分泌失调、药物副作用等。

控制高血压对于预防并发症和保护健康非常重要。治疗高血压的方法通常包括生活方式干预和药物治疗。生活方式干预包括减少钠的摄入、增加锻炼、戒烟限酒和控制体重等。对于那些血压升高且伴有较高风险的患者，可能需要药物治疗来降低血压水平，如利尿剂、钙离子拮抗剂、血管紧张素转化酶抑制剂等，具体选择则取决于患者的情况和需要。除了积极治疗高血压，定期监测血压也是非常重要的。通过定期测量血压，可以及早发现和调整治疗计划，以达到控制血压的目标。一般来说，正常成人的血压应该低于120/80 mmHg。

预防高血压的关键是养成健康的生活习惯。合理的饮食、适度的运动、减少压力和保持正常体重都有助于控制血压。此外，定期接受体检，尤其是检查血压相关指标，也是预防高血压的重要措施。

总之，高血压是一种慢性疾病，需要重视和适时治疗。了解高血压的风险因素和症状，并采取积极的措施来预防和管理高血压，对保护心血管健康至关重要。同时，与医生密切合作，遵循治疗计划，并定期监测血压，可以帮助控制高血压，降低并发症的发生风险，提高生活质量。

## 二、硒与高血压的关系

检索硒与高血压的相关文献，参照世界卫生组织推荐的证据评价方法和标准，对体内硒与高血压关联的文献进行综合评价，而饮食硒摄入量与高血压的关联文献较少，仅对其进行简要描述，结果如下：

### 1. 体内硒与高血压

通过搜索相关研究并进行综合分析，结果显示人体内硒水平和高血压之间存在一定的关系，且体内硒水平与高血压发病率间呈现显著性正相关，综合评价等级为 B，说明人体内硒水平越高，罹患高血压的概率越大。具体研究证据质量及等级评价见表 2.1.7。

人体内硒水平和高血压之间关系的研究共计 6 项，其中 2 项为队列研究，4 项为横断面研究，其中 5 项研究均发现人体内高硒水平可能在高血压发展中起到有害作用，见表 2.1.8。

表 2.1.7　机体内硒水平与高血压关系的证据体分析

| 内容 | 评级 | 备注 |
| --- | --- | --- |
| 证据等级 | 良 | 2 项队列研究，4 项横断面研究 |
| 一致性 | 良 | 1 项队列研究显示体内硒水平与高血压发病率呈负相关、其他 5 项研究显示体内硒水平与高血压发病率间呈现显著性正相关 |
| 健康影响 | 优 | 6 项研究均显示体内硒水平对高血压发病率有影响 |
| 研究人群 | 优 | 中国，美国，意大利，比利时 |
| 适用性 | 良 | 适用于中国，但有个别注意事项 |

为探究体内硒与高血压之间的关系，2007 年比利时 Nawrot 教授的研究团队进行了一项研究并对纳入的 710 名志愿者进行了随访。研究者们通过五分位法将参与者按血硒水平分为 5 组（$<78~\mu g/L$；$78\sim90~\mu g/L$；$90\sim101~\mu g/L$；$101\sim109~\mu g/L$；$>109~\mu g/L$），并按性别进行了单独分析。结果显示，男性志愿者的基线收缩压和舒张压均与血清硒水平呈负相关，且随访一段时间后收缩压与血清硒水平仍然呈负相关，血清硒水平越低发生高血压的风险就越高；但在女性志愿者中，这种联系却并不显著。

然而，在 2009 年的一项研究中却展示了相反的结果。来自西班牙的 Laclaustra 博士研究团队利用美国 2003—2004 年全国健康与营养调查的 2 638 名 40 岁以上成年人调查结果进行了一项横断面研究。结果显示，高血压患者的平均血清硒浓度（138.3 g/L）高于未患高血压的健康人群（134.7 g/L）。研究者们将参与者按照血清硒水平分成了 5 组，并计算每组与血清硒水平最低一组的优势比，结果显示高血硒组与低血硒组高血压的多变量校正优势比为 1.73，随着硒浓度的增加，高血压患病率增加。

为探究中国农村老年人群中硒水平与高血压的关系，2016 年，来自中国疾病预防控制中心的 Su 研究团队在中国 4 个农村地区开展了一项队列研究。该项目纳入了 2003—2005 年总计 2 000 名 65 岁及以上老年人，在研究开始时检测了所有受试者的指甲硒水平，并开展了长达 7 年的随访调查。结果显示高血压患者指甲硒水平（$0.442~\mu g/g$）显著高于健康人群（$0.364~\mu g/g$）。将参与者按基线时指甲硒水平由低到高分为 5 组，随访期间各组高血压新发率依次为 45.83%、52.27%、62.50%、70.48% 和 62.79%，研究结果显示人体内高硒水平可能在高血压发展中起到有害作用。

此后，来自山东大学的高希宝教授研究团队、意大利摩德纳雷焦艾米利亚大学的 Vinceti 研究团队和美国马里兰州贝塞斯达国立卫生研究院的 Bastola 研究团队分别在 2017 年、2018 年和 2020 年发表相关研究，结果也显示人体内硒水平与高血压呈显著正相关。

表 2.1.8　体内硒水平与高血压发病关系的研究

| 作者年度 | 研究类型 | 研究方法 | 例数（病例/对照） | 研究对象及年龄 | 结果 | 对危险性的影响（增加/无/保护） |
|---|---|---|---|---|---|---|
| Nawrot 2007 | 队列研究 | 对在比利时 6 个农村地区招募的志愿者测量血压和检测血浆硒含量，并进行随访调查 | 710 | 比利时 6 个农村 20 岁以上居民 | 男性血硒水平每高 20 mg/L，则发生高正常血压或高血压的风险会降低 37%（P＜0.001）。女性中则无关联 | 保护 |
| Laclaustra 2009 | 横断面研究 | 对参加 2003—2004 年美国健康与营养调查的成人进行了横断面分析 | 2 638 | 美国 40 岁以上成人 | 高血压患者血硒水平为 138.3 $\mu g/L$，显著高于非高血压患者血清硒水平 136.1 $\mu g/L$（P＜0.05） | 增加 |
| Su 2016 | 队列研究 | 对四川和山东共 4 个农村地区老人测定指甲硒水平及血压值，2.5 年后及 7 年后收集高血压病史，分析基线硒水平与高血压患病率及新发高血压关系 | 2 000 | 四川、山东 65 岁及以上老年人（71.9±5.6 岁） | 将研究对象按指甲硒水平由低到高分为 5 组，与最低五分位数组相比，第二硒组至第五硒组的危险比分别为 1.41、1.93、2.35 和 1.94 | 增加 |
| Wu 2018 | 横断面研究 | 对山东省 18～80 岁城乡居民硒水平和高血压患病率进行横断面分析 | 9 076 | 山东省 18～80 岁城乡居民 | 高硒水平与高血压风险相关（OR=1.192；95% CI：1.009～1.407） | 增加 |
| Vinceti 2019 | 横断面研究 | 对意大利旁遮普邦居民硒水平和高血压患病率进行横断面分析 | 680 | 意大利旁遮普邦居民（平均年龄 43 岁） | 高血压患病率与血硒、发硒和指甲硒水平呈正相关（P＜0.001） | 增加 |
| Bastola 2020 | 横断面研究 | 对 2011—2016 年美国健康与营养调查参与者的数据进行横断面分析 | 6 683 | 美国 8～80 岁人群 | 血清硒水平≥120 $\mu g/L$ 与高血压显著相关（OR=1.46，95% CI：1.29～1.66）。血清硒水平＞150 $\mu g/L$ 时，与高血压的相关性增强（OR=1.69，95% CI：1.32～2.17） | 增加 |

## 2. 硒补充与高血压

为进一步探究膳食硒摄入量与高血压发病之间的关系，2013 年印尼艾尔朗加大学公共卫生学院营养系开展了一项横断面研究。研究者们纳入了 13 名绝经后高血压女性和 13

名血压正常女性进行调查，并通过 3 天 24 小时膳食回顾法确定膳食硒摄入水平。结果显示，高血压女性膳食硒摄入量（33 μg/d）显著低于血压正常女性（53 μg/d），这说明高膳食硒摄入量可能预防高血压发生。此后重庆医科大学赵勇研究团队也于 2021 年发表相关研究，表明高膳食硒摄入可能有利于预防高血压。

目前已有研究证明硒与高血压之间存在着一定的关系，但硒对高血压的具体影响尚无定论，高硒水平是高血压的危险因素还是保护因素仍需要进一步的科学研究。

# 第二节　硒与糖代谢疾病

## 硒与 2 型糖尿病

### 一、什么是 2 型糖尿病

糖尿病是一种慢性代谢性疾病，其特征是血液中的葡萄糖水平异常升高。2 型糖尿病是最常见的糖尿病类型，其主要原因是患者的身体无法产生足够的胰岛素或者胰岛素的利用效果不佳，无法有效调节血糖水平。2 型糖尿病通常发生在中年或老年人中，影响着全球数以亿计的人们。

在过去几十年中，随着生活方式和饮食习惯的改变，2 型糖尿病的发病率呈现出明显增长的趋势。最新的一项全国性横断面调查显示，中国大陆 18 岁以上成年人的糖尿病患病率为 12.8%，其中超过 90% 的糖尿病患者为 2 型糖尿病。

据 2019 年国际糖尿病联盟最新数据显示，全球已有 4.63 亿患者，估计到 2045 年全世界将有 7 亿糖尿病患者；我国形势更加严峻，成年人糖尿病患病率达 10.4%。据世界卫生组织 2021 年 11 月 10 日公布的关键事实数据显示，全球糖尿病患者人数从 1980 年的 1.08 亿增加到 2014 年的 4.22 亿。低收入和中等收入国家的糖尿病患病率上升速度快于高收入国家。

一般来说，2 型糖尿病患者可以通过改变饮食习惯、增加体力活动、控制体重以及在医生指导建议下使用口服药物或胰岛素来降低或者控制血糖水平。健康饮食、经常进行身体活动、保持正常体重和戒烟等均有助于预防 2 型糖尿病或推迟其发病。同时，患者应当养成定期体检的习惯，尤其是中老年人，应当定期检查机体血糖水平，防止糖尿病的发生；患有糖尿病的人群也应当控制自身血糖水平，预防并发症的发生发展。

### 二、硒与 2 型糖尿病的关系

检索硒与 2 型糖尿病的相关文献，参照世界卫生组织推荐的证据评价方法和标准，对血清硒与 2 型糖尿病关联的文献进行综合评价，而饮食硒摄入量与 2 型糖尿病的关联文献较少，仅对其进行简要描述，结果如下：

## 1. 体内硒与 2 型糖尿病

通过搜索相关研究并进行综合分析，结果显示血清硒与 2 型糖尿病之间存在一定的关系，综合评价等级为 B。具体研究证据质量及等级评价见表 2.2.1。

血清硒和 2 型糖尿病之间关系的研究共计 4 项，其中 1 项为 meta 分析，2 项为病例对照研究，1 项为横断面研究，均发现血清硒和 2 型糖尿病之间存在一定的关系，但结果却不尽相同，见表 2.2.2。

表 2.2.1　血清硒水平与 2 型糖尿病关系的证据体分析

| 内容 | 评级 | 备注 |
| --- | --- | --- |
| 证据等级 | 良 | 1 项 meta 分析，2 项病例对照研究，1 项横断面研究 |
| 一致性 | 中 | 2 项病例对照研究显示 2 型糖尿病患者血清硒水平显著低于健康人群，1 项横断面研究显示硒水平与糖尿病之间呈正相关关系，meta 分析显示 U 型关系，即在一定范围内为正向关系 |
| 健康影响 | 良 | 1 项 meta 分析，2 项病例对照研究、1 项横断面研究显示 2 型糖尿病患者体内血清硒水平与健康人群之间存在显著差异 |
| 研究人群 | 优 | 中国、美国、瑞典、意大利 |
| 适用性 | 良 | 适用于中国人群，但存在一些注意事项 |

1998 年，浙江医院吴天凤等采用荧光法测定老年 2 型糖尿病患者的血清硒含量，并分析 2 型糖尿病与血清硒的关系，结果提示 2 型糖尿病组血清硒含量明显低于对照组。

2017 年，广州市花都区第二人民医院杜任生等选择 2013 年 9 月—2015 年 12 月在该院确诊为 2 型糖尿病的 136 例患者作为观察组，同期在该院体检的 136 例健康者作为对照组，测定两组血清硒水平，2 型糖尿病患者血清硒水平显著降低，且与血糖水平密切相关，提示硒能够降低血糖、促进胰岛素分泌、增加胰岛素敏感性、调节氧化应激反应。

然而，近期有研究却发现 2 型糖尿病患者血清硒水平显著高于正常对照组，例如，2019 年 Moon 等人对 2011—2014 年美国国家健康与营养调查研究（NHANES）中 3 406 名受试者的数据进行了分析，结果显示健康组与糖尿病组血清硒浓度分别为（129.0±18.7）$\mu g/L$ 与（134.3±21.1）$\mu g/L$，利用统计模型分析发现，硒水平每增加 10 $\mu g/L$，2 型糖尿病患病率增加 12%（$OR=1.12$，$95\%CI$：$1.06\sim1.18$），表明硒水平与糖尿病之间呈正相关关系。

近年来，越来越多的研究提出硒与 2 型糖尿病之间可能呈 U 型曲线关系。Wang 等人对 5 项观察性研究（包含 13 460 名研究对象）进行了 meta 分析，结果表明当血清硒浓度超过 132.5 $\mu g/L$ 时，与 2 型糖尿病患病率增加呈显著正相关。当个体血清硒水平相对较低（<97.5 $\mu g/L$）时，血清硒与 2 型糖尿病之间也存在中度正相关。然而，随着硒浓度在 97.5～132.5 $\mu g/L$ 的中间水平，曲线趋于平缓，这种正相关性开始消失。这是第一个基于先前观察性研究的系统评价和剂量反应的 meta 分析，总结分析了血清硒水平与 2 型

糖尿病发生发展之间的关联。

表 2.2.2 血清硒水平与 2 型糖尿病关系的研究

| 作者年度 | 研究类型 | 研究方法 | 例数（病例/对照） | 研究对象及年龄 | 结果 | 对危险性的影响（增加/无/保护） |
|---|---|---|---|---|---|---|
| Wang 2016 | meta 分析（2 项横断面研究和 3 项纵向研究） | 从数据库中检索相关原始研究并综合进行分析 | 13 460 | 2 型糖尿病患者及正常对照人群 | 当血清硒浓度超过 132.5 μg/L 时，与 2 型糖尿病患病率增加呈显著正相关。当个体血清硒水平相对较低（<97.5 μg/L）时，血清硒与 2 型糖尿病之间也存在中度正相关。然而，随着硒浓度在 97.5～132.5 μg/L 的中间水平，曲线趋于平缓，这种正相关性开始消失，提示两者之间呈 U 型曲线关系 | 无或增加 |
| 吴天凤 1998 | 病例对照研究 | 在浙江医院选取住院治疗的老年 2 型糖尿病患者作为病例组，同期正常老年人作为健康对照组，测定血清硒水平，分析糖尿病与血清硒的关系 | 32/32 | 老年 2 型糖尿病患者（71±4 岁）及健康对照组（70±3 岁） | 病例组血清硒水平为 10.12±1.97 μg/mL，对照组血清硒水平为 11.31±1.5 μg/mL，两组之间血清硒水平差异有统计学意义（$P<0.05$） | 保护 |
| 杜任生 2017 | 病例对照研究 | 选取广州市花都区第二人民医院确诊 2 型糖尿病患者作为病例组，同期体检健康者作为对照组，测定血清硒水平及血糖、氧化应激等指标 | 136/136 | 2 型糖尿病患者（49.48±6.58 岁）及健康对照组（48.94±5.95 岁） | 病例组血清硒水平为 0.102±0.010 μg/mL，对照组血清硒水平为 0.168±0.018 μg/mL，两组之间血清硒水平差异有统计学意义（$P<0.05$） | 保护 |
| Moon 2019 | 横断面研究 | 对 2011—2014 年 NHANES 数据进行横断面研究，确定硒浓度对糖尿病患病率的影响 | 633/2773 | 糖尿病患者（46.0±17.4 岁）及正常对照组（59.9±13.3 岁） | 病例组血清硒水平为 134.3±21.1 μg/L，对照组血清硒水平为 129.0±18.7 μg/L，两组之间血清硒水平差异有统计学意义（$P<0.05$） | 增加 |

当然，除了血清硒，发硒、指甲硒也被作为研究因素纳入调查。

2015 年，有研究使用我国东北吉林省代表性地区的受试者发硒作为样本，对 89 例空腹血糖受损、45 例糖尿病患者和 391 名健康对照者进行发硒浓度的测量，结果表明发硒浓度与血糖水平呈正相关（$P<0.05$）。

美国护士和医师队列提示指甲硒和糖尿病的发病呈线性的相反关系。另外，2019 年，Kim 等人对 20 项观察性研究（包含 47 930 名研究对象）进行了 meta 分析，其中包含血液、尿液、指甲硒。结果发现高硒营养水平与 2 型糖尿病的患病呈显著相关（合并的 OR 值＝1.88，95%CI：1.44～2.45）。

### 2. 硒补充与 2 型糖尿病

意大利一个大样本的前瞻性队列研究的结果提示日常膳食硒的摄入量升高与 2 型糖尿病的发生风险增大有一定的关系。但是值得说明的是该研究对硒的评估采用的方法是膳食调查法，因为膳食调查具有的相对不确定性，所以该研究的参考价值较低。

综上可知，国内外研究中关于糖尿病患者的硒水平与健康人群的差异比较，结果尚未达成一致。硒与糖尿病的关系仍需进一步深入研究。

# 硒与妊娠期糖尿病

## 一、什么是妊娠期糖尿病

妊娠期糖尿病为妊娠期孕妇血糖代谢异常所致的一类特殊疾病，与胎儿的健康及母亲的身体状况密切相关，在过去几十年里，妊娠期糖尿病的发病率逐渐增加，成为备受关注的问题。1%～14%的妊娠伴有妊娠期糖尿病，增加孕产妇发生短期和长期并发症的风险。在自然怀孕期间，胰岛素抵抗与氧化应激的增加最终导致抗氧化水平降低。

妊娠期糖尿病通常在妇女怀孕期间的 24～28 周通过常规口服葡萄糖耐量试验进行诊断筛查。正常情况下，孕妇的胰岛素能够调节血糖水平，以满足胎儿和母亲的需求。然而，在妊娠期糖尿病中，孕妇的身体在应对孕期所带来的代谢挑战时遇到了困难。胰岛素无法充分发挥作用，导致血糖水平升高。妊娠期糖尿病也会增加母亲日后患上 2 型糖尿病的风险。然而，对于胎儿而言，高血糖会导致胎儿过大（巨大儿）、出生时低血糖、黄疸和呼吸问题等并发症。妊娠期糖尿病也可能增加胎儿日后患上肥胖和 2 型糖尿病的风险。妊娠期糖尿病对母体和子代健康的损害甚至可能会贯穿整个生命过程。

根据国际糖尿病联盟统计数据显示，2019 年全球约有 2 040 万活产孕妇存在某种形式的高血糖状况，其中约 84%是妊娠期糖尿病导致的，妊娠期糖尿病的流行趋势十分严峻。据报道，2005—2015 年全球妊娠期糖尿病的患病率为 1.8%～25.1%，中东和北非（12.9%）、东南亚（11.7%）和西太平洋地区（11.7%）患病率较高，而欧洲最低（5.8%）。随着肥胖和糖尿病的普遍流行，全球范围内妊娠期糖尿病的发病率总体呈迅速上升的趋势，过去几年我国妊娠期糖尿病发病率也迅速升高。2010—2017 年我国妊娠期糖尿病发病率约为 14.8%（95%$CI$：12.8%～16.7%），高于同期的美国和澳大利亚等发达国家，处于较高水平。

预防妊娠期糖尿病的最佳方式是保持健康的生活方式，包括健康的饮食习惯、适度的体育锻炼以及保持适宜的体重。

## 二、 硒与妊娠期糖尿病的关系

检索硒与妊娠期糖尿病的相关文献，未检索到饮食硒摄入量与妊娠期糖尿病的关联文献，体内硒与妊娠期糖尿病的关联文献较少，对其进行简要描述，结果如下：

2013 年关燕鸣等采用原子分光光度计分别检测了 78 例妊娠期糖尿病孕妇和 72 例正常孕妇血清中硒的含量。结果表明，妊娠期糖尿病组孕妇血清中微量元素硒的含量明显低于正常对照组，妊娠期糖尿病组孕妇体内存在微量元素硒的代谢紊乱。

在 2015 年，Askari 通过系统评价和 meta 分析比较妊娠期糖尿病女性和血糖正常孕妇的血清硒浓度，发现妊娠期糖尿病女性的血清硒浓度低于血糖正常的孕妇（$P<0.01$）。分层分析表明，妊娠期糖尿病女性血清中硒浓度在妊娠中期和晚期均低于正常孕妇，但在妊娠中期结果不显著（妊娠中期 $P=0.15$，妊娠晚期 $P<0.05$）。研究还表明，与血糖正常孕妇相比，糖耐量受损孕妇的血清硒状态较低。

2019 年华中科技大学开展了一项队列研究，研究对象来源于 2014 年 7 月—2016 年 7 月纳入同济母婴健康队列中的单胎、活产、无孕前糖尿病史并在孕 20 周前提供尿样的孕妇。研究结果显示较高的尿硒水平与增加妊娠期糖尿病风险有关。

硒与妊娠期糖尿病的关系仍需进一步研究。调查孕妇孕早期和孕中期硒的膳食摄入情况，并测定血清和尿中硒的浓度，探究其与妊娠期糖尿病发病风险的关系，为妊娠期糖尿病的防治提供科学依据，对保障母婴健康有重要意义。

# 第三节 硒与肝脏疾病

## 硒与肝炎

### 一、 什么是肝炎

肝炎是肝脏炎症的统称，通常是指由于病毒、细菌、寄生虫、化学毒物、药物、酒精、自身免疫因素等多种因素使肝脏细胞受到破坏，肝脏的功能受到损害，引起身体一系列不适症状，以及肝功能指标的异常，以病毒性肝炎最为常见。

病毒性肝炎是由多种肝炎病毒引起的常见传染病，具有传染性强、传播途径复杂、流行面广泛、发病率较高等特点，包括甲型肝炎病毒（HAV）、乙型肝炎病毒（HBV）、丙型肝炎病毒（HCV）、戊型肝炎病毒（HEV）等。有些病人可慢性化，甚至发展成肝硬化，少数可发展为肝癌。

据统计，2021年，我国的病毒性肝炎发病数为1 226 165例，发病率为86.98/10万，较上年增加了87 384例，同比增长7.7%；死亡人数为520人，死亡率为0.037/10万，较上年减少了68人，同比下降11.6%。统计发现，虽然病毒性肝炎的死亡人数有所下降，但是发病人数和发病率仍然居高不下。

病毒性肝炎在全球分布不同，中国是甲型肝炎和乙型肝炎的高流行区，总体分布呈北高南低、西高东低、农村高于城市的趋势。这与生活习惯、遗传因素、环境因素、文化差异等都有着不可分割的关联。

### 二、 硒与肝炎的关系

检索硒与肝炎的相关文献，参照世界卫生组织推荐的证据评价方法和标准，对体内硒与肝炎关联的文献进行综合评价，而饮食硒摄入量与肝炎的关联文献较少，仅对其进行简要描述，结果如下：

**1. 体内硒与肝炎**

通过搜索相关研究并进行综合分析，结果显示血清硒和肝炎之间存在一定的关系，且肝炎患者体内血清硒水平显著低于健康人，综合评价等级为 B；说明缺硒可以使得肝炎的发生概率增大。具体研究证据质量及等级评价见表 2.3.1。

血清硒和肝炎之间的关系研究共计 5 项，其中 2 项为 meta 分析，3 项为病例对照研究，均发现血清硒和肝炎之间存在着一定的关系，见表 2.3.2。

表 2.3.1　血清硒水平和肝炎关系的证据体分析

| 内容 | 评级 | 备注 |
| --- | --- | --- |
| 证据等级 | 良 | 2 项 meta 分析，3 项病例对照研究 |
| 一致性 | 优 | 2 项 meta 分析、3 项病例对照研究显示肝炎患者血清硒水平显著低于健康人群 |
| 健康影响 | 优 | 2 项 meta 分析、3 项病例对照研究显示肝炎患者体内血清硒水平降低，且与健康人群之间存在显著差异 |
| 研究人群 | 优 | 中国、韩国、巴基斯坦、西班牙 |
| 适用性 | 优 | 适用于中国人群 |

近年来，许多研究表明，低硒血症与肝炎发展之间存在密切关系。硒元素的缺乏可能导致抗氧化能力下降，使肝脏易受损害，加速纤维化和炎症反应的进程。肝炎患者的血清硒水平显著低于健康人群。

2011 年，来自韩国的 Kim 等人进行了一项肝病患者血清硒水平和正常人比较的病例对照实验，该实验从韩国天主教大学江南圣玛丽医院选取了 120 名健康成年受试者（男性 60 名、女性 60 名）作为对照组和 125 名肝病患者（男性 60 名、女性 65 名）作为病例组，年龄都在 18～85 岁之间。结果表明对照组的血清硒水平为（108.38±29.50）$\mu$g/L，而病例组的血清硒水平为（92.65±32.00）$\mu$g/L。可以明显看出，肝炎患者的血清硒水平要显著低于健康受试者。

为了进一步探寻血清硒水平和肝炎之间的联系，2012 年，来自巴基斯坦的 Rauf 等人进行了一项病例对照实验，随机选择的病例组由 107 名丙型肝炎患者（男性 71 名、女性 36 名）和 43 名乙型肝炎患者（男性 38 名、女性 5 名）组成。这些病例样本采集自位于巴基斯坦首都伊斯兰堡的巴基斯坦医学研究所科学研究所（PIMS）、综合医院、CDA 医院和马卡兹实验室。对照组选择了 26 名健康成年人。结果显示，男性和女性丙型肝炎患者血清硒浓度的平均值分别为 101.60 $\mu$g/L 和 77.43 $\mu$g/L，男性和女性乙型肝炎患者血清硒浓度的平均值分别为 107.58 $\mu$g/L 和 137.8 $\mu$g/L，而健康成年男性和女性血清硒浓度的平均值分别为 114.12 $\mu$g/L 和 165.83 $\mu$g/L，统计分析显示丙型肝炎和乙型肝炎患者血清硒浓度与对照组相比有显著差异（$P<0.001$）。

2015 年，来自首都医科大学附属北京佑安医院肝病重症医学科的赵娟等人发表了一项病例对照研究，比较了不同类型慢性肝病患者饮食摄入硒及血清硒水平，探讨硒与肝损伤程度的相关性。收集 2008 年 8 月—2014 年 10 月北京佑安医院收治的 74 例肝病患者作为病例组，其中慢性肝炎 23 例，另选取 16 例健康体检者作为对照组。结果表明病例组的血清硒水平（0.12±0.05）$\mu$g/mL，明显低于对照组（0.17±0.04）$\mu$g/mL，差异有统计学意义。显然，肝炎患者的血清硒水平要显著低于健康体检者。

2022 年，一项 meta 分析通过检索数据库后，对纳入的 22 篇研究进行了综合分析，结果表明肝炎患者的血清硒水平明显降低，且与正常人群之间存在较大差异。一项 2016 年发表的 meta 分析也表明了血清硒水平和肝炎之间的关系密切，高硒水平人群罹患肝炎的风险明显降低。

表 2.3.2　血清硒水平与肝炎关系的研究

| 作者年度 | 研究类型 | 研究方法 | 例数（病例/对照） | 研究对象及年龄 | 结果 | 对危险性的影响（增加/无/保护） |
|---|---|---|---|---|---|---|
| 张荣强 2017 | meta 分析（8 项病例对照研究） | 从数据库中检索相关原始研究并进行综合分析 | 681/758 | 乙肝、丙肝患者和健康对照者 | 乙肝或丙肝患者的血清硒水平明显低于健康对照组（MD=−18.30 μg/L，95%CI：−21.11～−15.48，P<0.01） | 保护 |
| Lin 2022 | meta 分析（50 篇文章，包括 4 项队列研究、35 项病例对照研究、1 项巢式病例对照研究、6 项横断面研究和 4 项随机对照研究） | 从数据库中检索相关原始研究并进行综合分析 | 9 875/12 975 | 肝炎患者和健康成年人 | 肝炎患者的血清硒水平明显低于健康对照组（SMD=−1.78，95%CI：−2.22～−1.34，P<0.001） | 保护 |
| Kim 2012 | 病例对照研究 | 韩国天主教大学江南圣玛丽亚医院肝炎患者为病例组，健康人群为对照组，测定血清硒水平并进行比较 | 127/120 | 肝炎患者和健康成年人 | 肝炎组的血清硒水平为（92.65±32.00）μg/L，对照组血清硒水平为（108.38±29.50）μg/L，病例组的血清硒水平明显低于对照组（P<0.05） | 保护 |
| Rauf 2012 | 病例对照研究 | 从巴基斯坦首都伊斯兰堡的巴基斯坦医学研究所科学研究所（PIMS）、综合医院、CDA 医院和马卡兹实验室选择巴基斯坦乙肝或丙肝患者和健康成年人为研究对象，测定血清硒浓度并进行比较 | 150/26 | 肝炎患者和健康成年人 | 结果显示，男性和女性丙型肝炎患者血清硒浓度的平均值分别为 101.60 μg/L 和 77.43 μg/L，男性和女性乙型肝炎患者血清硒浓度的平均值分别为 107.58 μg/L 和 137.8 μg/L，而健康成年男性和女性血清硒浓度的平均值分别为 114.12 μg/L 和 165.83 μg/L。病例组血清硒水平显著低于对照组（P<0.05） | 保护 |

| 作者年度 | 研究类型 | 研究方法 | 例数（病例/对照） | 研究对象及年龄 | 结果 | 对危险性的影响（增加/无/保护） |
|---|---|---|---|---|---|---|
| 赵娟 2015 | 病例对照研究 | 于首都医科大学附属北京佑安医院选取肝病患者及健康体检者，检测血清硒水平并进行比较 | 23/16 | 慢性肝炎患者（41.8±10.7岁）和健康体检者（39.3±7.9岁） | 结果表明病例组的血清硒水平（0.12±0.05）µg/mL，明显低于对照组（0.17±0.04）µg/mL，差异有统计学意义（$P<0.05$） | 保护 |

### 2. 硒补充与肝炎

那么通过膳食或营养补充剂摄入的硒与肝炎的发生是否也存在一定的关系呢？

1986 年，来自中国医学科学院肿瘤研究所的李文广等人在中国江苏省启东县（现启东市）20 847 名当地居民进行了一项干预研究，将启东县某镇作为试验组，居民食用加硒食盐，其余 6 个镇均食用不加硒的正常食盐。结果显示在 1986 年和 1987 年，试验镇居民的肝炎发病率分别为 1.20/1 000 和 4.52/1 000，而对照镇居民的平均发病率为 2.96/1 000 和 10.48/1 000，这说明增加饮食中硒的摄入可在一定程度上降低肝炎的发病风险。

1996—1999 年，江苏省启东肝癌防治研究所陈陶阳等人在启东肝癌高发区以 HBsAg携带者为实验对象，干预组每天服用亚硒酸钠糖衣片 1 片（含硒 228 µg），对照组每天服用安慰剂，进行了补硒干预试验研究，结果发现停药后 5 年（2000—2004 年）干预组慢性肝炎或肝硬化（0.939%）的死亡率显著低于对照组（2.552%），相对危险度是对照组的0.368 倍（RR=0.368，95%CI：0.168～0.808），证明硒与慢性肝病或肝硬化死亡关联强度较强，保护率为 63.182%。

# 硒与酒精性肝病

## 一、什么是酒精性肝病

酒精性肝病是指由于长期酗酒或者过量的短期饮酒引起的肝脏损害。酒精性肝病的严重程度因患者的饮酒习惯、生活方式和个人遗传等因素而异。疾病初期表现为酒精性脂肪肝，继而发展成酒精性肝炎、肝纤维化和肝硬化，甚至是广泛的肝细胞坏死导致肝衰竭。

随着经济水平的提高和饮酒人群比例的增多，酒精性肝病逐渐发展为人类慢性疾病之一，影响着人们的健康。根据全球疾病负担项目的报告可知，2016 年约有 125 万人死于肝硬化和慢性肝病，其中近 1/3 归因于酒精。

我国尚缺乏全国性的酒精性肝病的流行病学资料，但地区性的流行病学调查结果显示，我国饮酒人群比例和酒精性肝病患病率近年均呈现上升趋势。目前估计，我国酒精性肝病流行率为中度流行水平，过度饮酒率为 5%～7.5%。数据显示，我国 2015 年成人中经常饮酒者的比例较 2000 年增加 2.5 倍，酒精性肝病流行率上升 3.9 倍。

酒精性肝病在全球分布不同，根据流行情况可将世界各地划分为高、中、低流行区。虽然欧美地区的发病率一直居高不下，但是近年来由于酒精的流行，中国等发展中国家的酒精性肝病发病率上升趋势明显，这不得不引起警惕。酒精性肝病在我国地缘分布总体来说较为平均，但是相对来说，农村的发病率有超越城市的趋势，这与生活习惯、遗传因素、环境因素、文化差异等各方面都有着不可分割的关联。

我国逐渐成为酒精性肝病的高发国家，酒精性肝病患者会给家庭带来严重的经济负担和精神负担，也占据了大量的社会医疗资源，对公共卫生造成了严重的压力。因此保持良好的生活习惯、戒烟、限制酒精的摄入量、保证作息规律、注意饮食的荤素搭配、提高自己的身体素质显得尤为重要。

## 二、 硒与酒精性肝病的关系

检索硒与酒精性肝病的相关文献，参照世界卫生组织推荐的证据评价方法和标准，对体内硒与酒精性肝病关联的文献进行综合评价，而饮食硒摄入量与酒精性肝病的关联文献较少，仅对其进行简要描述，结果如下：

### 1. 体内硒与酒精性肝病

通过搜索相关的研究进行综合分析，可以得知血清硒水平和酒精性肝病之间存在着明显的联系，且酒精性肝病患者体内的血清硒水平明显低于健康人群，综合评价等级为 B，具体研究证据及等级评价见表 2.3.3。

血清硒和酒精性肝病之间关系的研究共计 3 项，3 项均是病例对照实验，均发现血清硒和酒精性肝病之间存在着一定的关联，见表 2.3.4。

表 2.3.3　血清硒水平与酒精性肝病关系的证据体分析

| 内容 | 评级 | 备注 |
| --- | --- | --- |
| 证据等级 | 良 | 3 项病例对照研究 |
| 一致性 | 优 | 3 项病例对照研究均显示酒精性肝病患者硒水平显著低于健康人群 |
| 健康影响 | 优 | 3 项病例对照研究显示酒精性肝病患者体内硒水平降低，且与健康人群之间存在显著差异 |
| 研究人群 | 中 | 英国、西班牙、挪威 |
| 适用性 | 良 | 适用于中国人群，但是存在个别注意事项 |

近年来，有不少研究都表明，人体内血清硒水平与酒精性肝病之间存在着密切的联系，酒精性肝病患者体内的血清硒水平显著低于健康人群。

1993 年，在挪威的特罗姆斯大学社区医学研究所，Ringstad 等人进行了一项病例对照研究，选取 73 名健康、营养良好的高危饮酒者和 73 名很少或不饮酒的健康对照者进行了配对研究，受试者为年龄在 20～61 岁的男性，结果显示在高危饮酒者中，血清硒水平为 1.49 mol/L，而健康对照者的血清硒水平为 1.67 mol/L，两者的差异具有统计学意义（$P<0.001$）。很显然高危饮酒者血清硒水平要低于健康对照者。

为了更加充分地评价血清硒与酒精性肝病之间的关系，2008 年，来自西班牙的加那利群岛特内里费岛拉古纳大学国际医学部的 González-Reimers 等人进行了一项病例对照研究，其中纳入了 76 名酗酒者（包括 34 名酒精性肝硬化的患者）作为病例组，年龄 $47.54\pm10.12$ 岁。16 名不饮酒或少量饮酒的健康成年人作为对照组，年龄 $42.13\pm10.18$ 岁。结果显示，病例组的血清硒水平为（$79.11\pm38.91$）$\mu g/L$，而对照组的硒水平为（$81.16\pm8.11$）$\mu g/L$，对比发现结果有差异并具有统计学意义（$P=0.041$）。

2020 年，来自英国普利茅斯大学公共卫生学院的 Dhanda 等人进行了一项病例对照研究，该研究病例组一共纳入了 302 例酒精性肝炎患者和 46 例酒精性肝硬化的患者，对照组一共纳入了 15 名健康成年人。结果表明酒精性肝炎患者的血清硒水平为 0.60 $\mu mol/L$，酒精性肝硬化患者血清硒水平为 0.72 $\mu mol/L$，而健康成年人的血清硒水平为 1.24 $\mu mol/L$。亦可以明显看出酒精性肝病患者的血清硒水平低于健康成年人，且两者差异显著，具有统计学意义（$P<0.01$）。

表 2.3.4　血清硒水平与酒精性肝病的研究

| 作者年度 | 研究类型 | 研究方法 | 例数（病例/对照） | 研究对象及年龄 | 结果 | 对危险性的影响（增加/无/保护） |
|---|---|---|---|---|---|---|
| Ringstad 1993 | 病例对照研究 | 选取健康、营养良好的高危饮酒者和很少或不饮酒的健康对照者进行了配对研究，测定血清硒浓度并进行比较 | 73/73 | 高危饮酒者和不饮酒或很少饮酒者，男性，年龄范围为 20 到 61 岁 | 结果显示在高危饮酒者中，血清硒水平为 1.49 mol/L，而健康对照者的血清硒水平为 1.67 mol/L，两者的差异具有统计学意义（$P<0.001$） | 保护 |
| González-Reimers 2008 | 病例对照研究 | 从西班牙的加那利群岛特内里费岛拉古纳大学国际医学部选取酗酒者和少饮者，测定血清硒水平并进行比较 | 76/16 | 酗酒者（$47.54\pm10.12$ 岁）和少量或不饮酒的健康者（$42.13\pm10.18$ 岁） | 结果显示病例组的血清硒水平为（$79.11\pm38.91$）$\mu g/L$，而对照组的硒水平为（$81.16\pm8.11$）$\mu g/L$，对比发现结果有差异且 $P=0.041$，有统计学意义 | 保护 |

续表

| 作者年度 | 研究类型 | 研究方法 | 例数（病例/对照） | 研究对象及年龄 | 结果 | 对危险性的影响（增加/无/保护） |
|---|---|---|---|---|---|---|
| Dhanda 2020 | 病例对照研究 | 从英国普利茅斯大学公共卫生学院选取酒精性肝病患者和健康对照者，测定血清硒水平并进行比较 | 348/15 | 348 名酒精性肝病患者和 15 名健康成年人 | 结果表明酒精性肝炎患者的血清硒水平为 0.60 $\mu$mol/L，酒精性肝硬化患者血清硒水平为 0.72 $\mu$mol/L，而健康成年人的血清硒水平为 1.24 $\mu$mol/L。亦可以明显看出酒精性肝病患者的血清硒水平低于健康成年人，且两者差异显著（$P < 0.01$），具有统计学意义 | 保护 |

### 2. 硒补充与酒精性肝病

1995 年，在比利时布鲁塞尔大学的伊拉斯姆医院的消化内科，Gossum 等人选取了 16 名重度酒精性肝硬化患者（平均年龄 55 岁）进行了一项前瞻性随机双盲补充研究。最后得到 10 名患者的结果，其中有 4 名患者补充了硒片，而另外 6 名患者补充了等量安慰剂，该研究一共进行了 4 周时间。结果发现硒补充组的血清硒水平由（58±10）$\mu$g/L 显著上升到（101±12）$\mu$g/L，且其他各项指标显著好转。而对照组的血硒水平由（47±10）$\mu$g/L 上升到（57±9）$\mu$g/L，变化并不显著，其他指标变化亦不大，该研究结果证实了补硒可显著改善酒精性肝硬化的低硒状态。

# 硒与非酒精性脂肪肝

## 一、什么是非酒精性脂肪肝

非酒精性脂肪肝是指在非酒精刺激下肝脏脂质代谢紊乱导致脂质在肝脏中过度积聚。根据是否伴有炎症纤维化及病情轻重分为单纯性脂肪肝、非酒精性脂肪性肝炎及肝硬化。

近年来，由于物质生活水平提高等原因，非酒精性脂肪肝的发病率呈明显上升趋势。有研究分析指出，预计至 2030 年，中国、法国、德国、意大利、日本、西班牙、英国和美国的非酒精性脂肪肝患病率将高达 56%。

据数据统计，在亚洲地区非酒精性脂肪肝的总体患病率为 29.62%。其中，日本患病率最低（22.28%），印度尼西亚患病率最高（51.04%），而我国大陆一般人群中患病率为29.81%。值得注意的是，亚洲地区非酒精性脂肪肝的患病率呈逐年增长趋势（1 999—2005 年为 25.28%；2006—2011 年为 28.46%；2012—2017 年为 33.90%）。

2016 年，中国流行性非酒精性脂肪肝的总病例估计数为 2.43 亿，其中非酒精性脂肪性肝炎约为 3 261 万例，肝硬化约为 109 万例，肝细胞癌约 7 000 例。非酒精性脂肪肝群体间患病率的差异与地区相关，如"城乡差别"。在中国，非酒精性脂肪肝整体患病率为1%～30%，其中城市地区非酒精性脂肪肝的患病率几乎是农村地区的 2 倍。

非酒精性脂肪肝的发病率正在逐年上升，且与其相关的并发症如非酒精性肝硬化、非酒精性肝癌等发病率也在逐年上升。这会给家庭带来沉重的疾病负担和经济负担，极大地降低患者的生活质量，也对我国的医疗资源和经济发展产生了深远的影响。因此，保持良好的生活规律，适量运动，合理膳食，戒烟限酒，保持良好的心理状态对于预防和诊疗非酒精性脂肪肝的重要性不言而喻。

## 二、硒与非酒精性脂肪肝的关系

检索硒与非酒精性脂肪肝的相关文献，未检索到饮食硒摄入量与非酒精性脂肪肝的关联文献，参照世界卫生组织推荐的证据评价方法和标准，对体内硒与非酒精性脂肪肝关联的文献进行综合评价，结果如下：

通过搜索相关研究并进行综合分析，结果显示血清硒与非酒精性脂肪肝之间存在着一定的关系，且非酒精性脂肪肝患者体内硒水平显著低于健康人，综合评价等级为 B，具体的研究证据质量和等级评价见表 2.3.5。

体内硒和非酒精性脂肪肝之间的关系研究共计 4 项，其中 1 项为 meta 分析，3 项为病例对照研究。结果表明只有 1 项未发现血清硒水平和非酒精性脂肪肝存在关联，其余 3 项均发现体内硒水平和非酒精性脂肪肝之间存在着一定的关系，见表 2.3.6。

表 2.3.5　体内硒水平与非酒精性脂肪肝关系的证据体分析

| 内容 | 评级 | 备注 |
|---|---|---|
| 证据等级 | 中 | 1 项 meta 分析，3 项病例对照研究 |
| 一致性 | 中 | 1 项 meta 分析显示非酒精性脂肪肝患者体内血清硒水平显著低于健康人群，2 项病例对照研究显示非酒精性脂肪肝患者体内血清硒水平显著高于正常人群，1 项病例对照研究显示非酒精性脂肪肝患者体内血清硒水平与正常人群无差异 |
| 健康影响 | 良 | 1 项 meta 分析和 2 项病例对照研究均显示体内血清硒水平与非酒精性脂肪肝发生有关；1 项病例对照研究显示无关 |
| 研究人群 | 优 | 中国、巴西、希腊 |
| 适用性 | 优 | 基本适用于中国人群 |

多项研究表明，硒和非酒精性脂肪肝之间存在着一定的关系。

2013—2014 年，来自湖北省武汉市刘宇凡的课题组继续进行了一项病例对照实验，纳入了非酒精性脂肪肝患者 317 人作为病例组，平均年龄为 60.13 岁，健康者 550 人作为对照组，平均年龄为 59.87 岁。结果表明正常组的血清硒水平为（96.76±19.22）μg/L，而病例组的血清硒水平为（100.89±24.89）μg/L，这表明非酒精性脂肪肝患者体内血清硒水平明显高于健康者。

2016 年，来自上海交通大学医学院附属新华医院内分泌科的 Yang 等人发表了一项横断面调查，这是一项针对年龄在 40 岁及以上的中国上海成年人的横断面研究，研究共纳入 8 850 名参与者，通过问卷收集信息以及实验室检测的方式将参与者们分为健康人群以及非酒精性脂肪肝患者，并检测其体内的血清硒水平，结果显示非酒精性脂肪肝患者体内血清硒中位水平为 270.2 μg/L，而健康人群的血清硒中位水平约为 192.5 μg/L，差异显著，且非酒精性脂肪肝患者体内血清硒水平高于健康人群。

为了进一步探究血清硒和非酒精性脂肪肝之间的关系，2020 年，来自巴西里约热内卢联邦大学的糖尿病和内分泌研究所的 Coelho 等人发表了一项观察性研究，探究血清和膳食中抗氧化的微量元素浓度和进展性非酒精性肝纤维化患者的关系。根据肝脏纤维化程度将 72 名非酒精性脂肪肝患者分为进展性纤维化组（40 名）和非进展性纤维化组（32 名），两组血清硒水平分别为 77.50 μg/dL 和 82 μg/dL，两组无统计学差异。

此外，2019 年，来自希腊马其顿塞萨洛尼基亚里士多德大学第一医学院的 Polyzos 等人也进行了一项探究血清硒、硒蛋白和非酒精性脂肪肝之间关系的综述分析。但是结果显示病例组血清硒水平显著低于正常对照组。

表 2.3.6　体内硒水平与非酒精性脂肪肝关系的研究

| 作者年度 | 研究类型 | 研究方法 | 例数（病例/对照） | 研究对象及年龄 | 结果 | 对危险性的影响（增加/无/保护） |
|---|---|---|---|---|---|---|
| Polyzos 2019 | 综述分析（3 项横断面调查，5 项病例对照研究） | 从数据库中检索相关原始研究并进行综合分析 | 3 781/5 195 | 非酒精性脂肪肝患者以及正常对照组 | 非酒精性脂肪肝患者血清硒水平低于健康对照组（$P<0.05$） | 保护 |
| 刘宇凡 2017 | 病例对照研究 | 在武汉某医院体检中心纳入非酒精性脂肪肝患者和健康者，检测血浆硒水平并进行分析 | 317/550 | 非酒精性脂肪肝患者（60.13±6.56 岁），对照组健康者（59.87±6.30 岁） | 病例组的血清硒水平为（100.89±24.89）μg/L，对照组的血清硒水平为（96.76±19.22）μg/L，$P<0.05$ | 增加 |

续表

| 作者年度 | 研究类型 | 研究方法 | 例数（病例/对照） | 研究对象及年龄 | 结果 | 对危险性的影响（增加/无/保护） |
|---|---|---|---|---|---|---|
| Yang 2016 | 病例对照研究 | 先给予纳入人群问卷调查，然后对人群进行实验室检查，分流出非酒精性脂肪肝患者和健康者，采用 ICP-MS 检测血浆硒浓度并进行分析 | 3 732/5118 | 非酒精性脂肪肝患者（57.0±7.3岁），对照组（55.4±7.9 岁） | 病例组的中位血浆硒水平为 270.2 $\mu$g/L，对照组的中位血浆硒水平为 192.5 $\mu$g/L，$P<0.001$ | 增加 |
| Coelho 2020 | 病例对照研究 | 巴西里约热内卢联邦大学糖尿病和内分泌研究所诊断为非酒精性脂肪肝病（NAFLD）的患者，根据肝纤维化程度分为进展性纤维化组和非进展性纤维化组，测定血清中硒含量，进行比较及相关性分析 | 40/32 | 19 岁以上确诊为非酒精性脂肪肝患者，分为进展性纤维化组和非进展性纤维化组，年龄分别为 60.5(55.00～67.00 岁)和 59.00(56.00～66.75 岁) | 非酒精性脂肪肝患者血清中硒含量为 81.50（71.25～92.00）$\mu$g/L，不足率高达 73.6%（53 人）。进展性肝纤维化组硒含量为 77.50（66.25～91.00）$\mu$g/L，非进展性肝纤维化组 82.00（76.00～93.75）$\mu$g/L，$P=0.103$，两组无统计学差异 | 无 |

# 硒与肝硬化

## 一、什么是肝硬化

　　肝硬化是一种由于慢性或持久性的肝损伤导致肝脏内的正常肝组织变成瘢痕组织，肝内血液循环受阻，进而使得肝脏不能发挥正常功能的疾病。

　　肝硬化的诱因有很多种。肝脏淤血、肝炎、脂肪肝以及自身免疫性肝病和相关遗传性代谢疾病都可以导致肝硬化的发生发展。统计数据显示，乙型肝炎、丙型肝炎和酒精性脂肪肝是引起肝硬化的最常见的原因。

　　据统计，2017 年，全球有 1 060 万失代偿性肝硬化患者和 1.12 亿代偿性肝硬化患者。1990—2016 年，我国肝硬化和慢性肝病患病人数从近 700 万人升高到近 1 200 万人。此外，我国的肝硬化的发病率还呈现一定的区域差异，具体表现为中西部较高，而东部较低。这与西部各省乙肝疫苗接种率较低有一定的关系，而乙肝病毒和肝硬化有着很高的关联性。其次，东西部的生活习惯、饮食结构和文化差异也是造成这一现象的重要原因。研究表明男性肝硬化的患病率、死亡率及标准化患病率、死亡率均高于女性，这可能和男性爱好饮酒有一定的关系。

我国是肝硬化高发的国家，肝硬化患者不仅会使家庭承担严重的经济负担，还会占据大量的医疗资源，加重社会负担。很多肝硬化患者会有罹患肝癌的风险，严重降低了患者的生活质量。因此对于肝硬化的早发现、早诊断、早治疗就显得尤为重要。此外，应该改变不良的生活习惯，不饮酒或者尽量少量饮酒，保持良好作息和营养均衡等。

## 二、 硒与肝硬化的关系

检索硒与肝硬化的相关文献，参照世界卫生组织推荐的证据评价方法和标准，对体内硒与肝硬化关联的文献进行综合评价，而饮食硒摄入量与肝硬化的关联文献较少，仅对其进行简要描述，结果如下：

### 1. 体内硒与肝硬化

通过搜索相关的研究并进行综合分析，可以发现血清硒水平和肝硬化之间存在着一定的关系，且肝硬化患者体内的硒水平要显著低于健康人群，综合评价等级为 A，说明缺硒可以使得肝硬化发生的可能性增加。具体研究证据质量及等级评价见表 2.3.7。

体内硒和肝硬化之间关系的研究共计 9 项，其中 1 项为综述分析，1 项为横断面研究，7 项为病例对照研究，均发现体内硒和肝硬化存在着一定的关系，见表 2.3.8。

表 2.3.7  体内硒水平与肝硬化关系的证据体分析

| 内容 | 评级 | 备注 |
| --- | --- | --- |
| 证据等级 | 优 | 1 项综述分析、1 项横断面研究、7 项病例对照研究 |
| 一致性 | 优 | 1 项综述分析、1 项横断面研究、7 项病例对照研究显示肝硬化患者体内硒水平显著低于健康人群 |
| 健康影响 | 优 | 1 项综述分析、1 项队列研究、7 项病例对照研究显示肝硬化患者体内硒水平降低，且与健康人群之间存在差异 |
| 研究人群 | 优 | 中国、比利时 |
| 适用性 | 优 | 适用于中国人群 |

1990 年，来自吉林大学白求恩医学院第三临床医学院基本外科的刘晓光等人进行了一项探究肝硬化、肝癌患者体内的微量元素铜、锌、硒的代谢变化的研究。病例组纳入了肝硬化患者 27 例，年龄 35～57 岁，平均 46 岁，其中男性 18 例、女性 9 例。对照组纳入了 30 例健康成年人，年龄 26～60 岁，平均 40 岁，其中男性 21 例、女性 9 例。结果表明病例组的血硒水平为（50.8±9.0）$\mu g/L$，对照组的血清硒水平为（87.2±8.9）$\mu g/L$，

差异具有统计学意义，说明肝硬化患者血清硒水平显著低于健康者。

1994 年，来自南京铁道医学院附院检验科的唐琴华等人进行了一项病例对照研究，其中病例组选取了肝病患者 44 例，男性 35 例，女性 9 例，年龄 27～70 岁，平均年龄 53 岁，其中肝硬化患者 14 例。对照组选取了本院健康体检职工 50 名，男性 38 例，女性 12 例，年龄 23～58 岁，平均年龄 44 岁。结果表明病例组肝硬化患者的血硒水平为 0.683 $\mu$mol/L，对照组的血硒水平为 0.779 $\mu$mol/L，可以明显看出肝硬化组血清硒水平要低于对照组（$P<0.05$）。

1995 年，来自重庆第三军医大学附属新桥医院肿瘤中心的王志新等人进行了一项病例对照研究，病例组一共纳入了 160 名乙型肝炎阳性患者，其中 27 名肝硬化患者，另选择同期健康献血员 20 名作为对照组。结果表明肝硬化患者体内的平均血清硒水平为（0.099±0.062）$\mu$g/mL，对照组的平均血清硒水平为（0.207±0.079）$\mu$g/mL，两组差异有统计学意义（$P<0.01$）。

为了进一步探究血清硒与肝硬化之间的关系，2017 年，来自湖北省恩施州中心医院的郑晓丽等人进行了一项病例对照研究，选取了 2016 年 1 月—2017 年 6 月恩施州中心医院收治的肝硬化患者 90 例为肝硬化组，年龄 28～75 岁，60 例正常健康体检人群为对照组，年龄 24～72 岁。检测他们的血清硒水平，肝硬化组的血清硒水平为（78.16±26.79）$\mu$g/L，对照组的血清硒水平为（135.64±20.09）$\mu$g/L，差异具有统计学意义，提示血清硒水平与肝硬化的发生发展之间存在一定的关联。

2002 年，一项综述分析通过检索数据库对纳入的 3 篇研究进行了综合分析，结果表明肝硬化患者的血清硒水平明显降低，且补硒能改善肝硬化患者的低硒状态和肝功能。

2020 年，恩施州中心医院感染科的葛舰及其研究团队纳入了 60 例乙型肝炎的肝硬化患者，其中肝硬化代偿期的患者 11 例、失代偿期的患者 49 例，采用荧光光度法检测两组血浆硒浓度。结果显示，肝硬化代偿期血清硒水平为 78.0 $\mu$g/L，失代偿期患者的血清硒水平为 68.6 $\mu$g/L，差异具有统计学意义（$P<0.01$），这也进一步说明了随着肝硬化的发展，患者体内的血清硒水平有所下降。

表 2.3.8 体内硒水平与肝硬化关系的研究

| 作者年度 | 研究类型 | 研究方法 | 例数（病例/对照） | 研究对象及年龄 | 结果 | 对危险性的影响（增加/无/保护） |
| --- | --- | --- | --- | --- | --- | --- |
| 魏大成 2002 | 综述分析 | 从数据库中检索相关原始研究并进行综合分析 | / | 肝硬化患者以及正常对照组 | 通过对几篇研究内容的综合分析，可以得出肝硬化患者血清硒水平低于健康对照组 | 保护 |

| 作者年度 | 研究类型 | 研究方法 | 例数（病例/对照） | 研究对象及年龄 | 结果 | 对危险性的影响（增加/无/保护） |
|---|---|---|---|---|---|---|
| 刘晓光 1990 | 病例对照研究 | 从吉林大学白求恩医学院选取肝硬化患者和健康成年人，测定血清硒水平 | 27/30 | 肝硬化患者 35～57 岁，平均年龄 46 岁；对照组健康成年人 26～60 岁，平均年龄 40 岁 | 肝硬化患者的血清硒水平为 $50.8 \pm 9.0$ $\mu g/L$，对照组为 $87.2 \pm 8.9$ $\mu g/L$，$P < 0.01$，差异具有统计学意义 | 保护 |
| 唐琴华 1994 | 病例对照研究 | 病例组选取肝硬化患者，对照组选取健康者，测定血清硒水平并进行比较分析 | 14/50 | 肝硬化患者 27～70 岁，平均年龄 53 岁；对照组 23～58 岁，平均年龄 44 岁 | 肝硬化患者血清硒水平为 $0.683$ $\mu mol/L$，对照组的血清硒水平为 $0.779$ $\mu mol/L$，有显著性差异（$P < 0.05$） | 保护 |
| 王志新 1995 | 病例对照研究 | 病例组选取肝硬化患者，对照组选取健康者，测定血清硒水平并进行比较分析 | 27/20 | 肝硬化患者 12～68 岁，平均年龄 36.7 岁；健康者 20～41 岁，平均年龄 31.5 岁 | 肝硬化患者血清硒水平为 $0.099 \pm 0.062$ $\mu g/ml$，健康对照组的平均血清硒水平为 $0.207 \pm 0.079$ $\mu g/ml$，$P < 0.01$，两组差异有统计学意义 | 保护 |
| 杨青 1995 | 病例对照研究 | 病例组选取肝硬化患者，对照组是健康成年人，测定血清硒水平并进行比较分析 | 30/34 | 肝硬化患者年龄 19～68 岁，健康者年龄 24～53 岁 | 病例组的血清硒水平为 $0.056 \pm 0.016$ $\mu mol/L$，对照组为 $0.075 \pm 0.034$ $\mu mol/L$，两者具有显著性差异（$P < 0.01$） | 保护 |
| 田惠英 1998 | 横断面研究 | 选取住院肝硬化失代偿期患者，测定血清硒水平 | 27 | 住院肝硬化失代偿期患者 17～72 岁，平均年龄 56.2 岁 | 肝硬化失代偿期患者的血清硒水平为 $1.58 \pm 0.41$ $mmol/L$，而人体正常值为 $2.54 \pm 0.64$ $mmol/L$，可见这些肝硬化失代偿期患者的血清硒水平明显低于正常值，$P < 0.01$。 | 保护 |

| 作者年度 | 研究类型 | 研究方法 | 例数（病例/对照） | 研究对象及年龄 | 结果 | 对危险性的影响（增加/无/保护） |
|---|---|---|---|---|---|---|
| 张卉 2003 | 病例对照研究 | 病例组选取肝硬化患者，对照组选取健康者。肝硬化患者分为肝硬化代偿组、肝硬化合并大量腹水组、肝硬化合并大量腹水及细菌性腹膜炎组，测定血清及腹水中硒浓度 | 43/10 | 肝硬化代偿组（45±13岁），肝硬化合并大量腹水组（46±9岁），肝硬化合并大量腹水及细菌性腹膜炎组（45±10岁），对照组（47±7岁） | 肝硬化代偿组血清硒浓度为（46.0±16.0）$\mu g/L$，肝硬化合并大量腹水组血清硒浓度为（42.9±11.0）$\mu g/L$，肝硬化合并大量腹水及细菌性腹膜炎组血清硒浓度为（38.4±6.6）$\mu g/L$，对照组血清硒浓度为（72.9±10.8）$\mu g/L$，3个肝硬化组血清硒比对照组显著下降（$P<0.05$） | 保护 |
| 郑晓丽 2018 | 病例对照研究 | 病例组选取恩施州中心医院收治的肝硬化患者，对照组选取正常健康体检人群，检测血清硒浓度并进行比较 | 90/60 | 肝硬化患者年龄28～75岁，对照组健康者年龄24～72岁 | 肝硬化组的血清硒水平为78.16±26.79 $\mu g/L$，对照组的血清硒水平为135.64±20.09 $\mu g/L$，两者差异具有统计学意义，$P<0.01$，肝硬化组与对照组比较血清硒水平明显下降 | 保护 |
| 葛舰 2020 | 病例对照研究 | 选取乙型肝炎肝硬化患者，分为失代偿期组和代偿期组，检测血浆硒浓度并进行比较 | 49/11 | 肝硬化患者年龄均在18～65岁 | 肝硬化代偿期患者的血浆硒水平为78.0 $\mu g/L$，而肝硬化失代偿期患者的血浆硒水平为68.6 $\mu g/L$，失代偿期患者血浆硒浓度低于代偿期患者，两者差异具有统计学意义，$P<0.01$ | 保护 |

## 2. 硒补充与肝硬化

1995年，来自比利时布鲁塞尔自由大学伊拉斯姆医院消化内科的Gossum等人发表了一项前瞻性队列研究。该研究旨在探究对由于饮酒导致的肝硬化患者进行硒补充是否可以延缓肝硬化的进展。研究者们将参与者随机分为试验组和对照组，试验组每天服用硒补充剂100 $\mu g$，而对照组服用等剂量的安慰剂，干预时长为4个月。结果显示，服用硒补充剂后，试验组血清硒水平有所上升，且患者的肝硬化病情发展有所减缓。

然而，目前针对膳食硒或者硒补充剂与肝硬化发生风险之间关系的研究较少，所以对于膳食硒摄入或者服用硒补充剂能否降低肝硬化的发生风险仍然需要进一步的科学研究。

# 第四节　硒与癌症

# 硒与白血病

## 一、什么是白血病

白血病是一组由于造血干细胞恶性克隆而导致的血液系统疾病，是常见的癌症之一。根据白血病的自然病程长短，白血病可分为急性白血病和慢性白血病。急性白血病病情发展迅速，自然病程仅几个月，患者常会出现贫血以及发热等症状。慢性白血病的病程可长达数年，病程紧张也较为缓慢，患者可能会出现疲倦、食欲下降以及感觉无力等。

根据相关统计数据显示，2016 年我国白血病新发病例 8.6 万，居恶性肿瘤发病率第13 位，因白血病死亡病例为 5.6 万。2020 年，按照癌症发病率进行排名，我国白血病位列 10 名之外，而因白血病死亡的患者为 61 694 人，在癌症死亡谱中排名第 8，这也在一定程度上说明了白血病的危害。

一般来说，白血病可发生于全年龄段的人群，但是 14 岁以下的儿童和青少年以及 60岁以上的老年人属于高发人群。这与儿童免疫功能不完善、易受环境影响以及老年人免疫力下降、体内有害物质堆积等有着一定的关系。

研究表明，我国白血病的发生率在不同地区之间存在着一定的差异，具体表现为城市高于农村，这可能与城市地区环境污染和存在有毒化学物质有一定的关系，且白血病在全国范围内均有发生，暂未发现南北方之间差异。此外，接触核辐射也会增加白血病的发生风险。

近几年来，随着医学的发展，白血病的治疗措施效果逐步提高，患者的预后情况也在发生好转。然而，随着白血病发生率的增长，不仅会导致医疗资源的需求增加，还会加重社会负担。因此，预防白血病的发生发展至关重要，有白血病家族史和白血病高危人群应该定期进行体检，以更加清楚地了解自身健康状况，做到早发现、早诊断、早治疗。此外，还需要注意饮食搭配，做到营养均衡，提高自身的免疫力。

## 二、 硒与白血病的关系

检索硒与白血病的相关文献，参照世界卫生组织推荐的证据评价方法和标准，对体内硒与白血病关联的文献进行综合评价，而饮食硒摄入量与白血病的关联文献较少，仅对其进行简要描述，结果如下：

### 1. 体内硒与白血病

通过搜索相关研究进行综合分析，结果显示血清硒水平和白血病之间有着一定的关系，且白血病患者体内血清硒水平明显低于健康人群，综合评价等级为 B，具体研究证据质量及等级评价见表 2.4.1。

血清硒和白血病之间关系的研究共计 5 项，其中 1 项为 meta 分析，3 项为病例对照研究，1 项双盲交叉实验研究，均发现血清硒和白血病之间存在一定的关系，见表 2.4.2。

**表 2.4.1　血清硒水平与白血病关系的证据体分析**

| 内容 | 评级 | 备注 |
| --- | --- | --- |
| 证据等级 | 良 | 1 项 meta 分析，3 项病例对照研究，1 项双盲交叉实验研究 |
| 一致性 | 优 | 1 项 meta 分析、3 项病例对照研究、1 项双盲交叉实验研究显示白血病患者血清硒水平显著低于健康人 |
| 健康影响 | 优 | 1 项 meta 分析、3 项病例对照研究、1 项双盲交叉实验研究显示白血病患者体内血清硒水平降低，且与健康人之间存在显著差异 |
| 研究人群 | 优 | 美国、意大利、中国 |
| 适用性 | 良 | 适用于中国人群，但存在个别注意事项 |

近年来，多项研究表明，人体血清硒与白血病之间可能存在一定的关系，白血病患者体内的血清硒水平显著低于健康人。

1995 年，意大利北部的 Nuova 医院进行了一项随机对照试验。在该医院的血液科选取 5 名慢性淋巴细胞白血病患者作为病例组，40 名健康成年人作为对照组，结果显示慢性淋巴细胞白血病患者体内的血清硒水平为 83.2 $\mu g/L$，而正常对照组血清硒水平为 92.3 $\mu g/L$，白血病患者体内血清硒水平含量要显著低于健康成年人。

1995 年 1 月—1998 年 12 月，我国福建医学院血研所对急性白血病患者在化疗前后、缓解、复发、感染等情况下进行了血清硒水平的测定，并观察血清硒水平与病情变化以及预后的关系。研究共选取了 40 名急性白血病患者和 30 名健康献血者测定血清硒水平。结果显示急性白血病患者化疗前的血清硒水平明显低于健康献血者。

2018 年，一项 meta 分析通过检索数据库对纳入的 8 篇研究进行了综合分析，结果表明白血病患者的血清硒水平明显降低，且与正常人之间存在较大差异。各种营养素对血液系统肿瘤影响的总结分析显示，与对照组相比急性白血病患者中血清硒水平明显下降。

表 2.4.2　血清硒水平与白血病关系的研究

| 作者年度 | 研究类型 | 研究方法 | 例数（病例/对照） | 研究对象及年龄 | 结果 | 对危险性的影响（增加/无/保护） |
|---|---|---|---|---|---|---|
| Kim 2018 | meta 分析（8 项病例对照研究） | 从数据库中检索相关原始研究并综合进行分析 | 310/366 | 急性白血病患者及健康对照者 | 随机效应的 meta 分析结果显示，白血病患者血清硒水平低于健康对照组（$P<0.05$） | 保护 |
| Avanzini 1995 | 病例对照研究 | 在意大利北部 NUOVA 医院选取 59 名淋巴瘤患者（其中慢性淋巴细胞白血病患者 5 名）为病例组，健康人群成年人为对照组，测定血清硒水平进行分析 | 5/40 | 慢性淋巴细胞白血病患者（65.8±4.9 岁）及对照组（50.0±14.5 岁） | 慢性淋巴细胞白血病患者血清硒水平为（83.2±15.8）$\mu g/L$，对照组为（92.3±13.6）$\mu g/L$，$P<0.05$，两组差异有统计学意义 | 保护 |
| 邱玉华 1996 | 病例对照研究 | 在中国苏州医学院附属第一医院门诊或住院病人中选取 54 例白血病患者，对照组选取 10 名健康体检正常成年人，测定血清硒浓度 | 54/10 | 白血病患者作为病例组，包括 20 例慢粒患者（21～60 岁）、7 例慢粒缓解者、22 例急性白血病患者（13～58 岁，其中急淋患者 4 例、急粒患者 18 例）、急粒缓解者 5 例；正常对照者为 10 名健康体检正常成年人 | 病例组慢粒患者、慢粒缓解者、急粒患者、急淋患者、急粒缓解者的血清硒含量分别为 256.4 $\mu g/L$、242.6 $\mu g/L$、180.0 $\mu g/L$、176.4 $\mu g/L$ 和 248.3 $\mu g/L$，而对照组血清硒含量为 258.6 $\mu g/L$。结果表明，慢粒及其缓解者与对照组均无显著性差异，提示慢粒与血清硒含量无明显的相关性（$P>0.05$）；而急淋和急粒患者血清硒含量均低于正常组（$P<0.05$），急粒缓解者与对照组间无显著差异（$P>0.05$） | 保护 |
| 郭良耀 1999 | 病例对照研究 | 在中国福建三明市第一医院选取 40 名急性白血病患者（其中急非淋白血病 24 例，急淋白血病 16 例）为病例组，对照组为 30 例健康献血者，测定血硒含量 | 40/30 | 中国男性白血病患者 23 名，女性 17 名，年龄 18～58 岁，平均年龄 32 岁。对照组男性 18 名，女性 12 名，年龄 20～46 岁，平均年龄 30 岁 | 急非淋白血病组血硒水平 1.08 $\mu mol/L$，急淋白血病组血硒水平 0.92 $\mu mol/L$，正常组血清硒水平 1.58 $\mu mol/L$。病例组与对照组差异有统计学意义（$P<0.05$） | 保护 |

续表

| 作者年度 | 研究类型 | 研究方法 | 例数（病例/对照） | 研究对象及年龄 | 结果 | 对危险性的影响（增加/无/保护） |
|---|---|---|---|---|---|---|
| Rocha 2016 | 双盲交叉实验研究 | 将来自美国 ABC 医院的 36 名白血病患者分为两组，第 1 组每日补充硒、第 2 组给予安慰剂，持续 30 日后经过 7 天洗脱期，第 1 组给予安慰剂、第 2 组补充硒再持续 30 日。干预前后采集血样检测硒含量及免疫球蛋白水平并进行分析 | 36 | 美国 ABC 医学院儿科肿瘤科门诊部 36 例患者，其中 17 例患有白血病/淋巴瘤（LL），19 例患有实体瘤（ST）。LL 患者平均年龄为 7.6 岁，ST 组平均年龄为 8.0 岁 | 在化疗期间补充硒能减少 LL 和 ST 患者中性粒细胞减少病例的出现，促进 LL 患者和 ST 患者体液免疫反应的不同免疫调节，降低 IgG 和 IgA 水平，提高 LL 患者的 IgE 水平，并使患者的血细胞比容和血红蛋白轻度升高 | 保护 |

### 2. 硒补充与白血病

2016 年，美国一所临床医学院进行了一项随机对照试验，通过儿童门诊部招募了 36 名志愿者进行研究，其中 17 名患者予以硒补充剂并持续 30 天，19 名患者予以安慰剂，结果显示补充硒的患者组中性粒细胞水平达到了 $1.79 \times 10^9/L$，而未补充硒的患者组的中性粒细胞水平只有 $1.04 \times 10^9/L$，说明硒补充剂可以延缓白血病患者体内中性粒细胞水平下降，进而改善相关症状。

# 硒与肝癌

## 一、什么是肝癌

肝癌属于消化系统、免疫系统的恶性肿瘤之一，其发病率和死亡率在全球一直居高不下。肝癌可以分为原发性肝癌和继发性肝癌两种，原发性肝癌是指癌细胞来自肝脏内部，而继发性肝癌是指身体其他器官起源的恶性肿瘤导致的癌细胞扩散或转移到肝脏部位所形成的肝癌。原发性肝癌又可以分为肝细胞癌、肝内胆管癌、肝细胞-胆管细胞混合型肝癌以及纤维板层样肝癌等，其中肝细胞癌最为常见，占比可高达 $85\% \sim 90\%$。

近年来，肝癌的发病率有所降低，但死亡率在全球范围内却逐年上升。我国是肝癌高发区，肝癌发病人数约占全球的半数以上。根据世界卫生组织国际癌症研究中心（IARC）发布的全球癌症报告，2018 年，全球肝癌新增患者约 84.1 万人，占比 5.7%，在全球癌症发病谱中排名第 6 位；因肝癌死亡的患者约为 78.2 万人，占比 8.2%，位居第 4 位。2020 年，全球肝癌患者新增 90.6 万人，按照癌症发病率高低进行排名，肝癌位居第 6 位；全球因肝癌死亡的患者约为 83 万人，位居第 3 位。经比较后不难发现，肝癌的新增人数和死亡人数均较 2018 年有所上升。国家癌症中心在 2022 年 2 月发布的全国癌症统计数据也显示，我国 2016 年肝癌患者新增人数为 38.9 万，总发病率为 28.12/10 万，居恶性肿瘤发病率第 4 位；2020 年，肝癌新发病例为 41 万例，较 2016 年有所上升，2020 年因肝癌死亡人数也由 2016 年的 33.6 万人上升至 39 万人。

目前，我国的肝癌发病率呈现出明显的地区差异，具体表现为中西部高于东部，农村高于城市，这与西部各省乙肝疫苗接种率较低有着一定的关系，因为乙肝病毒与肝癌之间存在一定的关系。生活习惯、饮食结构和文化差异也是造成这一现象的重要原因，研究已证实黄曲霉毒素可以导致肝癌的发生，而谷物类、花生、乳制品等食物发霉变质后可产生黄曲霉毒素。此外，与女性相比，男性更易发生肝癌。统计分析显示，我国肝癌患者男女比例高达 7∶1，这与男性存在饮酒行为有着一定的关联。

我国是肝癌高发国家，肝癌患者不仅会加重家庭的经济负担，还会占据医疗资源以及加重社会负担。因此，预防显得尤为重要，有肝癌家族史以及高危人群应注意自身健康状况，定期进行体检；此外，还应改变不良生活习惯，不饮酒或少饮酒等。对于确诊肝癌的患者，也应及早接受治疗，研究显示，肿瘤直径不超过 3 厘米，肝癌患者的 5 年生存率可高达 50%～60%。因此，早发现、早诊断、早治疗对减少肝癌的危害十分重要。

## 二、硒与肝癌的关系

检索硒与肝癌的相关文献，参照世界卫生组织推荐的证据评价方法和标准，对体内硒与肝癌关联的文献进行综合评价，而饮食硒摄入量与肝癌的关联文献较少，仅对其进行简要描述，结果如下：

### 1. 体内硒与肝癌

通过搜索相关研究并进行综合分析，结果显示血清硒和肝癌之间存在一定的关系，且肝癌患者体内血清硒水平显著低于健康人，综合评价等级为 B，说明缺硒可以使肝癌的发生概率增大。具体研究证据质量及等级评价见表 2.4.3。

血清硒和肝癌之间关系的研究共计 7 项，其中 1 项为 meta 分析，6 项为病例对照研究，均发现血清硒和肝癌之间存在一定的关系，见表 2.4.4。

**表 2.4.3　血清硒水平与肝癌关系的证据体分析**

| 内容 | 评级 | 备注 |
|------|------|------|
| 证据等级 | 中 | 1 项 meta 分析、6 项病例对照研究 |
| 一致性 | 优 | 1 项 meta 分析、6 项病例对照研究显示肝癌患者体内血清硒水平显著低于健康人群 |
| 健康影响 | 优 | 1 项 meta 分析、6 项病例对照研究显示肝癌患者体内血清硒水平降低，且与健康人群之间存在显著差异 |
| 研究人群 | 优 | 中国、韩国、日本、德国、意大利 |
| 适用性 | 优 | 适用于中国人群 |

越来越多的研究证据表明，硒与肝癌之间可能存在一定的关系，肝癌患者体内的血清硒水平显著低于健康人群。

1988 年，杨冬华及其研究团队对我国肝癌患者的血清硒水平进行了检测，研究选取了 26 例肝癌患者作为病例组、24 名健康成人为对照组。结果显示，病例组血清硒平均水平为 0.044 $\mu$g/mL，而正常成人为 0.083 $\mu$g/mL，肝癌患者体内血清硒水平明显低于正常对照组。

为了进一步探究血清硒与肝癌之间的关系，1992 年—2000 年，来自爱尔兰的 Hughes 教授和他的研究团队在欧洲 10 个国家招募了超过 520 000 名男性和女性进行了一项研究。研究者们测量了参与者们的血清硒水平，随后进行了 6 年的随访，最终确定肝癌新发病例 121 例，并在同期队列中按年龄、性别等条件进行匹配，进行病例对照研究了解血清硒水平是否与肝癌发生相关。结果显示硒浓度每增加 20 $\mu$g/L，平均比值比 OR 为 0.41，这说明血清硒水平高是肝癌的保护因素，血清硒水平较高的人患肝癌的风险较小。

此外来自山东的崔晞、台湾的王进亭以及 Lin 等研究团队的多项研究也显示肝癌患者体内血清硒水平显著低于正常对照组。

2019 年，来自广东省人民医院的 Gong 等人通过检索对纳入的 14 篇研究合并进行了 meta 分析，结果表明肝癌患者的血清硒水平明显降低，且与正常人之间存在较大差异。

**表 2.4.4　血清硒水平与肝癌关系的研究**

| 作者年度 | 研究类型 | 研究方法 | 例数（病例/对照） | 研究对象及年龄 | 结果 | 对危险性的影响（增加/无/保护） |
|------|------|------|------|------|------|------|
| Gong 2019 | meta 分析（14 项病例对照研究） | 从数据库中检索相关原始研究并进行综合分析 | 1 326/134 603 | 肝癌患者及正常对照者 | 随机效应的 meta 分析结果显示，肝癌患者血清硒水平低于健康对照组（$P < 0.05$） | 保护 |

| 作者年度 | 研究类型 | 研究方法 | 例数（病例/对照） | 研究对象及年龄 | 结果 | 对危险性的影响（增加/无/保护） |
|---|---|---|---|---|---|---|
| 杨冬华 1988 | 病例对照研究 | 经病理证实的肝癌患者为病例组，对照组选取健康献血志愿者，测定血硒含量并分析 | 26/24 | 肝癌患者（平均年龄 47.7 岁），对照组（平均年龄 34.2 岁） | 病例组血清硒水平为 0.044 $\mu g/mL$，对照组血清硒水平为 0.083 $\mu g/mL$，两组之间血清硒水平差异有统计学意义（$P<0.05$） | 保护 |
| 崔晞 1990 | 病例对照研究 | 对 8 例确诊肝癌患者和 55 例健康工人进行血清硒水平检测，分析血清硒与肝癌发生发展的关系 | 8/55 | 肝癌患者及正常对照者 | 病例组血清硒水平为 0.051 $\mu g/mL$，对照组血清硒水平为 0.066 $\mu g/mL$，两组之间血清硒水平差异有统计学意义（$P<0.05$） | 保护 |
| Wang 2002 | 病例对照研究 | 在台湾大学医学院选取被诊断为肝癌的患者作为病例组，健康体检者作为对照组，测定全血中硒浓度 | 51/50 | 中国台湾肝癌患者（55.6±13.1 岁），对照组（58.2±14.2 岁） | 病例组血清硒水平为 0.18 $\mu g/mL$，对照组血清硒水平为 0.28 $\mu g/mL$，两组之间血清硒水平差异有统计学意义（$P<0.05$） | 保护 |
| Lin 2006 | 病例对照研究 | 选取被确诊为肝癌的患者作为病例组，健康人作为对照组，测定血清硒水平 | 18/50 | 肝癌患者（58.5±10.1 岁），对照组（48.5±13.1 岁） | 病例组血清硒水平为 108.5 $\mu g/L$，对照组血清硒水平为 129.0 $\mu g/L$，两组之间血清硒水平差异有统计学意义（$P<0.05$） | 保护 |
| Kim 2012 | 病例对照研究 | 选取住在首尔的肝癌患者，对照组选取正常健康参与者，测定血清硒水平 | 30/120 | 肝癌患者（60.47±12.54 岁），对照组（42.98±14.40 岁） | 病例组血清硒水平为 67.47 $\mu g/L$，对照组血清硒水平为 108.38 $\mu g/L$，两组之间血清硒水平差异有统计学意义（$P<0.05$） | 保护 |
| Hughes 2016 | 巢式病例对照研究 | 基于欧洲癌症和营养前瞻性调查（EPIC）进行巢式病例对照研究设计，获得肝胆癌症者 261 例（其中肝癌患者 121 例）为病例组，1：1 匹配未患癌者 261 例为对照组，对其血清中硒含量与肝癌发生相关性进行分析 | 261/261 | 欧洲癌症和营养前瞻性调查（EPIC）队列中，肝癌患者为病例组，未患病者为对照组，两组年龄均为 60.1±7.4 岁 | 病例组血硒含量 71.3（41.3～105.9）$\mu g/L$，硒蛋白 4.3（2.0～7.0）mg/L；对照组血硒含量 4.3（2.0～7.0）$\mu g/L$，硒蛋白 5.4（2.9～7.9）mg/L。两组血硒和血硒蛋白含量差异有统计学意义（$P<0.01$） | 保护 |

## 2.　硒补充与肝癌

1991 年—1994 年，李文广等人在我国江苏南通市的肝癌高发地区进行了一项人群试验。研究者们给予江海区的居民食用加硒食盐，而王鲍区的居民食用普通食盐作为对照。3 年后，江海区居民的血清硒水平由 0.089 mg/L 增加到 0.106 mg/L，而对照组王鲍区的血清硒水平无明显变化，依旧在 0.090 mg/L 左右；同时江海区的肝癌发病率也从 1991 年的 68.62 人/10 万降为 1994 年的 62.41 人/10 万，而王鲍区的肝癌发病率由 69.56 人/10 万上升至 81.22 人/10 万。该研究结果说明增加膳食中硒的摄入可在一定程度上降低肝癌的发病率。

2017 年，来自复旦大学公共卫生学院的 Ma 及其研究团队发表了一项研究成果。该研究通过在上海开展的两项前瞻性队列研究分析了膳食微量元素摄入与肝癌发生风险之间的关系。该研究通过食物频率调查问卷分别于 1997 年和 2002 年共计调查了 132 765 名研究对象各种食物的食用频率，根据《中国食物成分表（2002）》计算研究对象膳食微量营养素的摄入情况，并分别开展了 15.2 年和 9.3 年的随访，最终确定肝癌新发病例男性 344 例、女性 192 例。通过特定统计学方法分析膳食硒摄入量与肝癌发病率之间的相关性，结果显示，膳食硒摄入量与肝癌的发生风险之间没有显著关系，说明增加膳食硒的摄入并不会降低肝癌的发生风险。

目前，针对膳食硒或者硒补充剂与肝癌发生风险之间关系的研究尚少，且研究结论也不尽相同。对于膳食硒摄入量高或者服用硒补充剂能否降低肝癌的发生风险仍需要进一步的科学研究。

# 硒与肺癌

## 一、 什么是肺癌

肺癌是肺部最常见的原发性恶性肿瘤，也是对人类健康威胁最大的恶性肿瘤之一。根据其组织病理学特点，肺癌可以分为小细胞癌和非小细胞癌，其中非小细胞癌又可以分为腺癌和鳞癌。肺腺癌是肺癌中最为常见的类型，其发病率占所有肺癌类型的40%～55%。由于肺腺癌极易发生血液转移且癌细胞会侵袭其他组织和器官，这也导致患者的5年生存率仅为19%。

多项研究发现，吸烟是导致肺癌的最常见原因，吸烟人群发生肺癌的风险是不吸烟人群的20倍，且吸烟人群因为肺癌而导致的死亡率也是不吸烟人群的4～10倍。

近年来，无论是国内还是国外，肺癌的发生率和死亡率一直居高不下。

据统计，2018年，全球新增肺癌患者209.4万人，因肺癌死亡的患者达176.1万人，分别占全球癌症发生率和死亡率的11.6%和18.4%。根据全国肿瘤登记数据显示，2018年，我国肺癌发病率为54.4/10万，居恶性肿瘤发病率第1位，且男性发病率高于女性，具体表现为男性发病率为70.8/10万，女性发病率为37.1/10万，这可能与男性爱好吸烟存在一定的关联。这说明我国肺癌仍将持续带来严重的疾病负担，这与我国人口老龄化速度加快、吸烟人口基数较大有着密不可分的关系。

此外，我国肺癌的发生率还呈现一定的地区差异，具体表现为北方地区高于南方地区、城市高于农村，这与北方地区空气质量差、空气湿度较低及空气中粉尘较多，城市地区工厂排放的有害气体、汽车尾气较多等存在一定的关系。另有数据表明，肺癌好发于55～65岁，且男性多于女性，这可能与年龄增长导致身体免疫力下降、男性吸烟者较多等因素有着一定的联系。

肺癌的高发病率和高病死率不仅给家庭带来负担，也对我国的医疗资源和经济发展产生了一定的影响。因此，从事粉尘作业等高危工作人群应注意加强职业工作防护，吸烟人群应该尽量不吸烟或少吸烟，具有肺癌家族史的人群以及生活习惯不良等高危人群应该密切关注自身健康、定期进行健康检查。此外，普通群众在日常生活中也应该注意平衡饮食，加强自身营养，提高自身免疫力。

## 二、 硒与肺癌的关系

检索硒与肺癌的相关文献，参照世界卫生组织推荐的证据评价方法和标准，对体内硒与肺癌关联的文献进行综合评价，而饮食硒摄入量与肺癌的关联文献较少，仅对其进行简要描述，结果如下：

## 1. 体内硒与肺癌

通过搜索相关的研究并进行综合分析，结果显示血清硒与肺癌之间存在一定的关系，并且发现肺癌的患者体内的血清硒水平较正常人体内的血清硒水平低，综合评价等级为 B，说明人体内缺硒可使肺癌的发病概率增大，具体研究质量及等级评价见表 2.4.5。

血清硒和肺癌之间关系的研究共计 5 项，其中 1 项为 meta 分析，4 项为病例对照研究，均发现人体内血清硒含量与肺癌之间存在一定的关系，见表 2.4.6。

**表 2.4.5　血清硒水平与肺癌关系的证据体分析**

| 内容 | 评级 | 备注 |
|---|---|---|
| 证据等级 | 良 | 1 项 meta 分析、4 项病例对照研究 |
| 一致性 | 优 | 1 项 meta 分析、4 项病例对照研究显示肺癌患者体内血清硒水平显著低于健康人群体内血清硒水平 |
| 健康影响 | 优 | 1 项 meta 分析、4 项病例对照研究显示肺癌患者体内血清硒水平降低，并且与健康人群之间存在显著差异 |
| 研究人群 | 优 | 波兰、芬兰、中国、日本、荷兰 |
| 适用性 | 良 | 适用于中国人群，但存在一定注意事项 |

多项研究显示，硒与肺癌之间可能存在着一定的关系，而血清硒水平较低可能会增加肺癌的发生风险。

2011 年，周岚教授选取 120 例云南宣威地区女性作为研究对象，其中 60 名为肺癌成年女性患者作为病例组、60 名非肿瘤非呼吸道疾病女性患者作为对照组，检测血清硒的样本。结果显示，居住在宣威的女性肺癌患者血清硒的浓度为 $(55.22 \pm 13.34)$ μg/L，明显低于对照组的 $(60.33 \pm 13.38)$ μg/L；肺癌患者体内的血清硒水平显著低于正常人。此外，来自国外的 Knekt 教授及其研究团队进行的多项研究也显示出血清硒水平较低与肺癌的发生之间存在一定的关系。

2013 年，波兰的 Jaworska 经过研究发现 86 例肺癌患者的平均血清硒水平为 63.2 μg/L，明显低于健康人群对照组的 74.6 μg/L。另外，发表于 2016 年的一项包含 69 项研究共计 364 742 个样本的 meta 分析报告结果也显示，高血清硒可以降低肺癌发病风险。

为了进一步分析血清硒与肺癌之间的关系，来自广东药学院营养与食品卫生学教研室的陈思东等人采用成组病例对照研究方法，对病例组 58 人及对照组 62 人分别进行了血清硒样本检测。结果显示，病例组血清硒水平约为 $(0.088 \pm 0.020)$ mg/L，明显低于对照组血清硒水平 $(0.102 \pm 0.023)$ mg/L，这说明了血清硒水平与肺癌的发生、发展呈显著负相关。

表 2.4.6　血清硒水平与肺癌关系的研究

| 作者年度 | 研究类型 | 研究方法 | 例数（病例/对照） | 研究对象及年龄 | 结果 | 对危险性的影响（增加/无/保护） |
|---|---|---|---|---|---|---|
| Cai 2016 | meta 分析（13 项病例对照研究） | 从数据库中检索相关原始研究并进行综合分析 | 2 223/25 363 | 肺癌患者及正常对照人群 | 随机效应的 meta 分析结果显示，肺癌患者血清硒水平低于健康人群对照组 | 保护 |
| Jaworska 2013 | 病例对照研究 | 波兰国际遗传癌症中心选取已登记肺癌患者，对照组选择同期未患肺癌健康人群，测定血清硒水平 | 86/86 | 肺癌患者（平均年龄 61.6 岁）及健康对照者（平均年龄 61.9 岁） | 病例组血清硒水平约为 63.2 $\mu g/L$，对照组血清硒水平约为 74.6 $\mu g/L$，两组之间血清硒水平差异具有统计学意义（$P<0.05$） | 保护 |
| 周岚 2011 | 病例对照研究 | 在宣威选取已登记肺癌女性患者，对照组选择同期非肿瘤非呼吸道疾病外伤女性患者，测定血清硒水平 | 60/60 | 肺癌患者（平均年龄 52 岁）及非肿瘤非呼吸道疾病外伤女性患者（平均年龄 51 岁） | 病例组血清硒浓度（55.22±13.34）$\mu g/L$，对照组血清硒浓度（60.33±13.82）$\mu g/L$，两组之间血清硒浓度差异具有统计学意义（$P<0.05$） | 保护 |
| Knekt 1998 | 巢式病例对照研究 | 芬兰移动诊所选取已登记肺癌患者，对照组选择同期未患肺癌的健康人群，测定血清硒水平 | 95/190 | 肺癌患者及正常对照人群 | 病例组血清硒水平约为 53.2 $\mu g/L$，对照组血清硒水平约为 57.8 $\mu g/L$，两组之间血清硒水平差异具有统计学意义（$P<0.05$） | 保护 |
| 陈思东 2004 | 病例对照研究 | 广州中山大学第一附属医院选择已登记的肺癌患者作为病例组，对照组为同期在上述医院住院的非肿瘤非呼吸道疾病新入院患者（排除糖尿病、心血管疾病等目前认为可能与硒有关疾病），测定血清硒水平 | 58/62 | 肺癌患者及未患肺癌患者（年龄均为 35～85 岁） | 病例组血清硒水平约为（0.088 ± 0.020）mg/L，对照组血清硒水平约为（0.102 ± 0.023）mg/L，两组之间血清硒水平差异具有统计学意义（$P=0.001$） | 保护 |

## 2. 硒补充与肺癌

2006 年，来自美国的 Kamangar 教授及其团队在我国河南林县（现为林州市）地区进行了一项有关维生素和矿物质对肺癌预防作用的研究，将 29 584 名健康人分为 5 组，一组为安慰剂组，其他四组分别补充不同的维生素和矿物质，其中一组每天膳食补充一定量的

β-胡萝卜素和 α-生育酚以及微量元素硒，干预时长为 5.25 年。干预结束后继续随访观察 10 年，结果显示试验组与对照组的肺癌发病率无明显差异，说明补充硒可能并不能在一定程度上预防肺癌的发生。

2012 年，美国的 Cortés-Jofré 及其团队做了针对硒补充剂与肺癌相关性的研究，该研究纳入了不同年龄段的健康人共 17 448 人，并将其分为两组，一组予以硒补充剂，一组予以安慰剂。干预结束后进行随访，结果也显示两组肺癌的发病率没有显著差异，表明补充硒并不能预防肺癌的发生。

2016 年，来自美国的 Muka 及其团队展开了对于硒的摄入量是否与肺癌发生风险相关的一系列相关试验研究。这是对 55 岁及以上受试者进行的一项基于人群的队列研究，在基线标准（1990—1993 年）上，主要通过收集有关健康状况、药物使用情况以及病史、生活方式和慢性病风险指标的数据来进行评分的。试验共分析研究了 5 435 名参与者的数据，随访观察 22 年。结果表明，硒补充和肺癌的发生并没有直接相关的联系。

目前，针对膳食硒或硒补充与肺癌之间关系的研究较少，无法准确分析补充硒或者膳食硒摄入量高是否可以预防肺癌的发生，需要进一步的科学研究。

# 硒与胃癌

## 一、什么是胃癌

胃癌是我国最常见的消化系统恶性肿瘤之一，发病率和死亡率均位于我国恶性肿瘤的前列。胃腺癌是胃癌中最常见的类型，占所有胃癌患者的 90%～95%。相关数据显示，胃腺癌发病率虽然较高，但是其死亡率仅占 14%，恶性程度低，若患者早期接受手术治疗且术后恢复较好的话，生存率可高达 90%。

世界卫生组织将幽门螺杆菌感染定为导致胃癌发生的最重要危险因素，幽门螺杆菌感染者发生胃癌的风险是无感染者的 2～3 倍。我国是幽门螺杆菌感染的高发国家，感染率高达 50%。因此，广大人民群众一旦发现感染需要尽快接受治疗，这在一定程度上也可以预防胃癌的发生。

近年来，胃癌的发病率在全球范围内逐年上升，其死亡率则有所下降。2018 年，全球胃癌新增病例 103 万例；我国胃癌新增人数约为 45.6 万人，居我国恶性肿瘤发病率第 3 位，新增死亡人数约 39 万人，死亡率高居第 2 位；女性的胃癌发病率和死亡率均低于男性，这可能是因为女性体内雌激素水平较高，可以起到一定的保护作用。据 2022 年发表的全球癌症报告显示，我国预估新增胃癌病例约 50 万，胃癌已成为我国第 3 位常见癌症。

纵观 2018—2022 年的癌症数据，我国胃癌死亡率占全球胃癌总死亡率的 46.1%，接近一半，这表明我国胃癌所带来的疾病负担仍较严重，可能与人口老龄化以及幽门螺杆菌感染率高等因素有关。

此外，我国胃癌的发生率在不同地区之间存在着一定的差异，具体表现为北方地区胃癌发生率高于南方地区，农村高于城市，这可能与北方人不良的饮食习惯、生活环境以及农村医疗卫生条件缺乏等综合因素有关。另有研究发现，55～70 岁为胃癌高发年龄段，这可能与老年人机体免疫力逐渐下降或老年人胃动力不足、胃液分泌减少、消化吸收功能减退等因素有关。

目前，全球癌症负担仍在持续增长，严重威胁着人们的健康生活。当前我国人口老龄化进程加快，因癌症所带来的疾病负担也在逐年增加，并对经济的发展造成了一定的不良影响。因此，胃癌高危人群以及有胃癌家族史的人群应定期前往医院进行内镜筛查，以做到早发现、早诊断、早治疗，进而有效预防癌症的发生发展，减轻家庭负担和社会负担。

## 二、 硒与胃癌的关系

检索硒与胃癌的相关文献，参照世界卫生组织推荐的证据评价方法和标准，对体内硒、饮食硒摄入量与胃癌关联的文献进行综合评价，其结果如下：

### 1. 体内硒与胃癌

通过搜索大量相关文献并进行综合分析，结果显示体内硒和胃癌之间存在一定的关系，且胃癌患者体内硒水平显著低于健康人群，综合评价为 B，说明缺硒可以使得胃癌的发生概率增大。具体研究证据质量及等级评价见表 2.4.7。

体内硒和胃癌之间关系的研究共计 5 项，其中 1 项为 meta 分析，2 项为病例对照研究、1 项为随机对照试验、1 项为横断面研究。除 1 项横断面研究外，其余研究均发现硒和胃癌的发生密切相关，见表 2.4.8。

**表 2.4.7 体内硒水平与胃癌关系的证据体分析**

| 内容 | 评级 | 备注 |
|---|---|---|
| 证据等级 | 良 | 1 项 meta 分析、2 项病例对照研究、1 项随机对照试验、1 项横断面研究 |
| 一致性 | 良 | 1 项 meta 分析、2 项病例对照研究、1 项随机对照试验研究均显示胃癌患者血清硒水平显著低于健康人群；1 项横断面研究显示血清硒浓度与胃癌风险无关 |
| 健康影响 | 良 | 1 项 meta 分析、2 项病例对照研究、1 项随机对照试验均显示胃癌患者体内血清硒水平降低，1 项横断面研究显示血清硒浓度与胃癌风险无关 |
| 研究人群 | 优 | 中国、哥伦比亚、韩国 |
| 适用性 | 优 | 适用于中国人群（特别是缺硒地区人群） |

多项研究表明，硒与胃癌的发生密切相关，胃癌患者体内血清硒水平显著低于健康人群。

2008年，哥伦比亚的 Camargo 教授和他的研究团队进行了一项病例对照研究，该研究旨在分析哥伦比亚胃癌高风险地区人群血清硒水平与胃癌之间的关系。研究共纳入89名年龄在31～60岁的成年男性，其中于胃癌高风险地区选取胃癌患者44名、于低风险地区选取正常人45名，并检测血清硒水平。结果显示，病例组胃癌患者体内血清硒水平为 0.012 $\mu g/mL$，对照组正常人为 0.014 $\mu g/mL$，即胃癌患者体内血清硒水平显著低于正常人。

韩国首尔医学中心医院也于2012年进行了相关研究，结果也显示血清硒水平与胃癌的位置高度相关。

2013年中国吉林大学发布的研究也得出了相同的结论，即与正常人相比，胃癌患者体内血清硒水平显著下降。

2016年，山东省肿瘤医院的 Gong 等人通过检索多个数据库对血清硒与胃癌之间的关系进行了 meta 分析，结果显示胃癌患者体内血清硒水平明显低于正常人。多项研究也显示胃癌患者体内硒水平较高时，其发生胃癌的风险也会降低。

表2.4.8　体内硒水平与胃癌关系的研究

| 作者年度 | 研究类型 | 研究方法 | 例数（病例/对照） | 研究对象及年龄 | 结果 | 对危险性的影响（增加/无/保护） |
|---|---|---|---|---|---|---|
| Gong 2016 | meta分析（4篇病例对照、3篇队列研究、1篇随机对照试验）8篇 | 从数据库中检索相关原始研究并进行综合分析 | 699/17 834 | 胃癌患者及正常对照组 | 血清硒水平与胃癌发病风险及胃癌死亡率风险呈负相关 | 保护 |
| Camargo 2008 | 病例对照研究 | 招募公立医院就诊的89名年龄31～60岁、有消化不良症状的成年男性，分为胃癌高风险区患者组和胃癌低风险区患者组，测定血浆硒含量 | 44/45 | 胃癌高风险区患者组（49.2±5.2岁），胃癌低风险区患者组（48.4±5.9岁） | 胃癌高风险区患者组血浆硒水平为 0.121 $\mu g/mL$，而低风险区患者组为 0.107 $\mu g/mL$，两组之间血浆硒水平差异有统计学意义（$P<0.01$） | 保护 |
| Ji 2012 | 病例对照研究 | 回顾研究在韩国首尔医学院接受根治性胃切除术的胃癌患者，按照肿瘤位置分为贲门癌组和非贲门癌组，并测量血清硒水平 | 53/21 | 胃癌患者（65.3±10.5岁） | 贲门癌组的血清硒水平为（99.1±31.8）$\mu g/L$，非贲门癌组为（121.8±32.4）$\mu g/L$，$P<0.05$，两组差异有统计学意义。所以，血清硒水平与胃癌的位置高度相关 | 保护 |

| 作者年度 | 研究类型 | 研究方法 | 例数（病例/对照） | 研究对象及年龄 | 结果 | 对危险性的影响（增加/无/保护） |
|---|---|---|---|---|---|---|
| 李映潼 2013 | 随机对照实验 | 吉林大学就诊的胃癌患者（31例胃癌非转移患者，87例胃癌转移患者）作为病例组，健康体检者作为对照组，测量血清硒水平 | 118/20 | 胃癌患者，包括31例胃癌非转移患者（24～87岁）和87例胃癌转移患者（32～88岁），20例健康体检者（25～85岁） | 血清硒含量为健康对照组＞胃癌非转移组＞胃癌转移组 | 保护 |
| Hu 2018 | 横断面研究 | 在中国安徽省庐江县招募当地居民参加幽门螺杆菌筛查调查，根据结果分为感染幽门螺杆菌组和未感染幽门螺杆菌组，测定血清硒水平 | 74/81 | 庐江县40～69岁居民 | 81名未感染幽门螺杆菌居民血清硒浓度为95.991 μg/L，74名感染幽门螺杆菌居民血清硒浓度为97.004μg/L，$P < 0.05$，两组之间血清硒水平差异无统计学意义 | 无 |

## 2. 硒补充与胃癌

通过大量检索相关文献得知，膳食或营养补充剂摄入硒与胃癌也存在一定的关系，且硒对胃癌有保护作用，综合评价为B，说明膳食中摄入足够的硒可以降低胃癌的发生风险，并且可以降低胃癌死亡率。具体研究证据质量及等级评价见表2.4.9。

饮食硒摄入量和胃癌之间关系的研究共计4项，其中1项为系统综述，1项为病例对照研究、1项为人群干预研究、1项为随机对照试验。除1项病例对照研究外，其余研究均发现饮食硒摄入量与胃癌的发生密切相关，见表2.4.10。

表2.4.9 饮食硒摄入量与胃癌关系的证据体分析

| 内容 | 评级 | 备注 |
|---|---|---|
| 证据等级 | 良 | 1项系统综述、1项病例对照、1项人群干预研究、1项随机对照试验 |
| 一致性 | 良 | 1项系统综述、1项人群干预研究、1项随机对照试验均显示补充硒可以显著降低胃癌患者发生率和死亡率；1项病例对照显示膳食硒摄入与胃癌无显著相关性 |
| 健康影响 | 良 | 1项系统综述、1项人群干预研究、1项随机对照试验均显示补充硒对胃癌有益，且硒对胃癌有保护作用，1项病例对照研究显示膳食硒摄入与胃癌风险无关 |
| 研究人群 | 优 | 中国、伊朗 |
| 适用性 | 优 | 直接适用于中国人群 |

2004 年，我国山东医学科学院的 Li 以及他的研究团队发表了一项在山东省栖霞县胃癌高发地区进行的双盲干预试验。研究者们随机抽取了 2 526 人作为干预组、2 507 人作为对照组，且年龄在 35～74 岁。干预组予以服用硒、大蒜素，对照组予以安慰剂，研究周期为 2 年，且在试验结束后随访观察 12 年。研究结果显示，在随访观察的 5 年内，干预组的胃癌发病率下降 22%，说明硒和大蒜素联合补充可在一定程度上防止胃癌的发生。

为了进一步明确使用营养补充剂是否可以降低胃癌的发生风险，北京大学肿瘤医院的研究团队在山东省临朐县胃癌高发地区进行了一项人群试验。研究者们选取了 2 258 名幽门螺杆菌阳性患者作为试验组、1 107 名健康人作为对照组。试验组予以维生素（C、E）和硒的补充剂，而对照组予以安慰剂，干预时间为 7 年，随后进行了为期 22 年的随访。2019 年，研究者们公布了研究结果。研究显示补充维生素（C、E）和硒后，两组比值为 0.64(95%CI：0.46～0.91)，提示补充维生素（C、E）和硒可以显著降低胃癌的发病率。

2021 年发布的一篇系统综述也得出相同的结论，即补充硒对胃癌患者具有保护作用。

2022 年，德黑兰医科大学科学研究中心的 Saba 发表了一项病例对照研究揭示了伊朗胃癌患者膳食硒摄入量与胃癌之间的关系。研究者们纳入了 178 名胃癌患者以及 271 名与之匹配的正常健康人，通过膳食调查问卷计算膳食硒的摄入量，而后随访观察 2 年，据此分析膳食硒摄入量与胃癌发生风险之间的关系。结果显示膳食硒摄入量高并不能降低胃癌的发生风险。

表 2.4.10　饮食硒摄入量与胃癌关系的研究

| 作者年度 | 研究类型 | 研究方法 | 例数（病例/对照） | 研究对象及年龄 | 结果 | 对危险性的影响（增加/无/保护） |
|---|---|---|---|---|---|---|
| Li 2004 | 随机干预试验 | 在中国山东省栖霞县选取胃癌干预组和对照组，干预组每天口服 200 mg 合成大蒜素，每隔 1 天口服 100 $\mu$g 硒，从 1989 年到 1991 年每年持续 1 个月，对照组给予安慰剂 | 2 526/2 507 | 山东省栖霞县居民（35～74 岁） | 在停止干预 5 年后，随访发现干预组胃癌发病率下降 22%，即维生素和硒的补充对胃癌有防御作用 | 保护 |
| Li 2019 | 随机对照试验 | 中国山东省临朐县 2 258 名幽门螺杆菌阳性参与者被随机分配到药物治疗组、维生素（C、E）和硒补充剂组、大蒜补充剂或安慰剂组，采用 2×2×2 因子设计；1 107 名幽门螺杆菌阴性参与者被随机分配到维生素（C、E）和硒补充剂组、大蒜补充剂组或安慰剂组，采用 2×2 因子设计，通过胃镜检查、死亡证明和医院记录等确定胃癌发病和死亡情况，分析干预胃癌发病和死亡风险的关系 | 2 258/1 107 | 山东临朐县幽门螺杆菌阳性和阴性居民 | 维生素（C、E）和硒补充使胃癌发生率显著降低（OR ＝ 0.64，95%CI：0.46～0.91），对胃癌死亡率也有显著降低作用（HR ＝ 0.48，95%CI：0.31～0.75） | 保护 |

续表

| 作者<br>年度 | 研究类型 | 研究方法 | 例数<br>(病例/<br>对照) | 研究对象及<br>年龄 | 结果 | 对危险性<br>的影响<br>(增加/<br>无/保护) |
|---|---|---|---|---|---|---|
| Vahid<br>2021 | 系统综述 | 数据库中检索相关原始研究并进行综合分析 | / | 胃癌患者及正常对照组 | 随机效应的系统综述分析结果显示硒、维生素C、叶酸、铁、锌等营养素参与胃癌的发病,且研究得出硒和维生素C对胃癌具有保护作用 | 保护 |
| Saba<br>2022 | 病例对照研究 | 从伊朗癌症研究所选取胃癌患者作为病例组,健康护理人员或者访客作为对照组,收集饮食信息,对营养素进行因子分析,研究营养模式与胃癌风险的关系 | 178/271 | 伊朗胃癌患者(60.83±12.00岁),对照组(53.29±11.91岁) | 膳食硒摄入与胃癌风险在三分位数之间没有显著相关性(P>0.05) | 无 |

# 硒与食管癌

## 一、什么是食管癌

食管癌是一种发生在食管部位的消化道肿瘤,也是世界上最常见的恶性肿瘤之一。食管癌一般分为食管鳞癌和食管腺癌两大类。在我国,超过90%的食管癌患者为食管鳞癌。食管癌地区差异性显著,如河南省安阳县地区西部的林县和东部的范县,相距仅200 km,但食管癌死亡率男性相差7倍、女性相差21倍。我国食管癌最密集区域位于河北、河南、山西三省交界的太行山南侧,尤以磁县最高。江苏淮安、泰兴地区,河南林县等均是我国的食管鳞癌高发地区。

2020年,全球食管癌估计新增60.4万例,发病率居全球癌症的第7位。中国食管癌发病率居全国恶性肿瘤的第6位,病死率居第4位,且死亡率和发病率均占全球恶性肿瘤的50%以上。根据2022年国家癌症中心数据显示:2016年,我国食管癌新发病例为25.3万人,死亡人数为19.4万;2020年,我国食管癌新发病例为32.4万人,因食管癌死亡人数为30.1万。在男性恶性肿瘤中,食管癌的发病率居第4位,其死亡率居第4位;在女性恶性肿瘤中,其发病率和死亡率分别居第10位和第6位。除遗传因素外,肥胖、吸烟、饮酒及饮食方式不合理等都可能引起食管癌的发病。

目前，手术治疗是食管癌最重要和最常见的治疗方式。但是手术治疗也存在一定的弊端，如术后消化道的重建会影响进食，术后的并发症及放化疗会出现不良反应等，都可能进一步加剧患者的营养不良，缩短患者术后的生存期。有研究显示，食管癌患者营养不良的发病率高达85％，在16种常见恶性肿瘤中位居第一。营养不良不仅会导致并发症的发生率增加，更会影响生活质量，直接缩短生存时间。因此，营养治疗在食管癌的治疗中显得尤为重要，保证患者的营养充足对于促进食管癌患者康复具有重要的意义。

## 二、硒与食管癌的关系

检索硒与食管癌的相关文献，参照世界卫生组织推荐的证据评价方法和标准，对体内硒、饮食硒摄入量与食管癌关联的文献进行综合评价，其结果如下：

### 1. 体内硒与食管癌

通过搜索相关研究并进行综合分析，结果显示体内硒和食管癌之间存在一定的关系，综合评价等级为B，说明硒可以在一定程度上预防食管癌的发生，减轻食管癌的病重程度。具体各类研究证据质量及等级评价见表2.4.11。

血清硒和食管癌之间关系的研究共计3项，其中1项人群干预研究、1项前瞻性队列研究和1项横断面研究。1项人群干预研究和1项前瞻性队列研究发现体内硒对食管癌的保护作用，见表2.4.12。

表 2.4.11　血清硒水平与食管癌关系的证据体分析

| 内容 | 评级 | 备注 |
| --- | --- | --- |
| 证据等级 | 优 | 1项人群干预研究、1项前瞻性队列研究、1项横断面研究 |
| 一致性 | 中 | 1项人群干预研究、1项前瞻性队列研究显示血清硒与食管癌呈现负相关；1项横断面研究显示血清硒与食管癌呈现正相关 |
| 健康影响 | 优 | 血清硒与食管癌发生有关 |
| 研究人群 | 优 | 中国、肯尼亚 |
| 适用性 | 优 | 适用于中国人群，特别是缺硒地区的人群 |

多项研究表明，硒与食管癌之间可能存在一定的关系。硒对于食管鳞癌的发生可以起到一定的保护作用。在硒缺乏地区，食管癌患者的硒摄入量与血清硒水平均显著低于健康人群。

2000年，有专家学者研究了不同营养干预组的食管癌患者的血清营养素水平，结果发现血清硒水平与食管癌的发病率呈现非常显著的负相关。

2004 年又有学者发表了对河南林欣地区的队列调查，研究了不同基线血清硒水平与随访 15 年（1986—2001 年）内食管癌的变化情况，发现血清硒的基线水平与食管癌死亡率之间存在显著的负相关。

而 2017 年肯尼亚的研究发现人群中血清硒的水平与食管癌患病率之间存在显著的正相关。

表 2.4.12　血清硒水平与食管癌关系的研究

| 作者年度 | 研究类型 | 研究方法 | 例数（病例/对照） | 研究对象及年龄 | 结果 | 对危险性的影响（增加/无/保护） |
|---|---|---|---|---|---|---|
| Mark 2000 | 随机营养干预试验 | 采用分层病例队列抽样设计和分析方法，按性别和年龄划分 6 个分层，测定血清硒水平，分析与食管癌发病率的关系 | 590/1 062 | 病例组中国男性食管癌患者（57.67±0.45 岁），病例组女性食管癌患者（55.21±0.48 岁）；对照组男性（57.47±0.23 岁），对照组女性（54.99±0.26 岁） | 血清硒水平与食管癌发病率呈高度显著负相关（$P<0.000\ 1$）。与血清硒水平处于最低四分位数的个体相比，血清硒水平处于最高四分位数的个体患食管癌的风险降低了约 44%（RR=0.56；95%CI：0.44～0.71） | 保护 |
| Wei 2004 | 前瞻性队列研究 | 从队列中随机选择受试者的基线血清硒浓度，对在随访 15 年的过程中发生食管癌的参与者进行研究 | 1 103 | 中国女性（55.2±8.4）岁，男性（54.0±7.6）岁 | 血清硒与食管鳞状细胞癌死亡之间存在负相关（RR=0.83；95%CI：0.71～0.98），中国低血清硒、食管癌发病率高的地区值得认真考虑全人群补硒 | 保护 |
| Pritchett 2017 | 横断面研究 | 对招募人群进行问卷调查、内镜检查和靶向活检，并测定血清硒水平，评估硒浓度与食管鳞状上皮不典型增生的相关性 | 294 | 居住在肯尼亚 Tenwek 医院 50 km 以内的居民，年龄 20～79 岁 | 与血清硒水平处于最低四分位数的人群相比，血清硒水平处于最高第四分位数的人群患食管鳞状细胞发育不良的风险显著增加。未调整潜在混杂因素时，患食管鳞状细胞发育不良的风险大约是原来的 3 倍多（OR=3.03；95%CI：1.05～9.74） | 增加 |

## 2. 硒补充与食管癌

通过搜索相关研究并进行综合分析，膳食或营养补充剂摄入硒与食管癌也存在一定的关系，且硒对食管癌有保护作用，综合评价为 B，说明膳食中摄入足够的硒可以降低食管癌的发生风险，并且可以降低食管癌死亡率。具体研究证据质量及等级评价，见表 2.4.13。

饮食硒和食管癌之间关系的研究共计 6 项，其中 1 项随机对照研究、1 项人群干预研究、1 项前瞻性队列研究、2 项病例对照研究，均发现饮食硒和食管癌之间存在一定的关系，见表 2.4.14。

表 2.4.13　饮食硒摄入量与食管癌关系的证据体分析

| 内容 | 评级 | 备注 |
| --- | --- | --- |
| 证据等级 | 优 | 1 项随机对照研究、2 项人群干预研究、1 项前瞻性队列研究、2 病例对照研究 |
| 一致性 | 良 | 1 项随机对照研究、1 项人群干预研究、1 项前瞻性队列研究、2 项病例对照研究均显示饮食硒与食管癌负相关；1 项人群干预研究显示无相关 |
| 健康影响 | 良 | 1 项人群干预研究显示补充硒对食管癌无影响，其余 5 项研究表明补充硒对食管癌有保护作用 |
| 研究人群 | 优 | 中国（特别是缺硒地区）、伊朗 |
| 适用性 | 优 | 适用于中国人群，特别是缺硒地区的人群 |

河南林县地区曾是我国食管癌高发地区、硒缺乏地区。1985—1991 年，相关专家曾在该地区开展了营养干预试验，本次试验共有 29 584 名成年居民参与，通过给予参与者们补充维生素和矿物质并持续 6 年，且在停止补充后继续随访观察 20 年。结果显示：停止补充后 10 年，硒、维生素 E 和 β—胡萝卜素可以降低食管癌的死亡率，并且在年轻受试者中效果更为明显；而在停止补充后的 20 年，这种保护作用无显著性差异了。

同样的，我国泰兴地区开展的另一项试验也是在缺硒地区开展的研究。2006 年，有研究专家对 400 多名参与者进行了回顾性饮食问卷调查，结果发现在低硒地区，居民硒摄入量存在不足，增加饮食中硒的摄入可在一定程度上降低食管癌的发生风险。

2005 年，中国学者试图从细胞组织学角度去观察硒的作用效果。该团队招募了一些先天性轻度食管鳞状发育不良的人群进行了一项临床随机对照试验。结果显示，硒在那些已有食管鳞状发育不良的受试者中发挥了相当的预防作用。

2015 年，Hashemian 等人的队列研究也提出一个非常关键的假设，即硒补充剂与食管癌风险之间的关联可能是非线性的，而是 U 形的。食管癌的风险可能会随着硒摄入过多而增加。

**表 2.4.14 饮食硒摄入量与食管癌关系的研究**

| 作者年度 | 研究类型 | 研究方法 | 例数（病例/对照） | 研究对象及年龄 | 结果 | 对危险性的影响（增加/无/保护） |
|---|---|---|---|---|---|---|
| Limburg 2005 | 随机对照研究 | 受试者来自林县，组织学证实具有轻度或中度食管鳞状发育不良，采用 2×2 因子设计，进行硒代蛋氨酸（200 μg/天）和/或塞来昔布（200 mg/次，2 次/天）干预，比较各组受试者鳞状异常增生组织学分级的变化 | 360 | 硒代蛋氨酸和塞来昔布组（47±6.6 岁），仅塞来昔布组（48±6.4 岁），仅硒代蛋氨酸组（47±5.6 岁）；对照组（48±6.2 岁） | 硒对基线时轻度食管鳞状发育不良的受试者的异型增生分级变化有利影响（P=0.02），但对基线时有中度食管鳞状发育不良的受试者无影响（P=0.1），硒在已有食管鳞状发育不良的受试者中发挥了预防作用 | 保护 |
| Qiao 2009 | 一般人群营养干预试验 | 志愿者每天服用维生素和矿物质补充剂（硒 50 μg、维生素 E 30 mg 和 β-胡萝卜素 15 mg 的组合），并进行 10 年随访 | 29 584 | 中国林县地区 40～69 岁居民 | 干预组总体死亡率较低（HR=0.95，95% CI：0.91～0.99；P=0.009；累积死亡率从 33.62% 降至 32.19%），在小于 55 岁的年龄组中降低了 17%（HR=0.83，95% CI=0.71～0.98；P=0.025），但在 55 岁及以上未发现降低 | 保护 |
| Wang 2018 | 随机营养干预 | 志愿者每日补充：因子 A（视黄醇/锌），B（核黄素/烟酸），C（维生素 C/钼）和 D（硒/维生素 E/β-胡萝卜素）以及安慰剂 5.25 年，随访长达 25 年 | 29 584 | 中国林县地区 40～69 岁居民 | 因子 D 对总死亡率的保护作用在干预后 10 年丧失，且在 34 岁后开始干预时，发现食管癌风险增加（HR=1.20，95% CI：1.07～1.34，P=0.02） | 无或增加 |
| Hashemian 2015 | 前瞻性队列研究 | 对伊朗 Goleatan 队列利用食物频率法调查表估计矿物质的摄入量，而后进行 6～10 年的随访，以分析膳食硒摄入量与食管癌发生之间的关系 | 47 405 | 伊朗地区 40～75 岁的居民 | 膳食中硒摄入量与食管鳞细胞癌风险之间的关系是非线性的，可能存在 U 形关联 | 保护或增加 |

| 作者年度 | 研究类型 | 研究方法 | 例数（病例/对照） | 研究对象及年龄 | 结果 | 对危险性的影响（增加/无/保护） |
|---|---|---|---|---|---|---|
| Jessri 2011 | 病例对照研究 | 在伊朗医院选取食管癌患者作为病例组，对照组选自同期未确诊癌症的患者，并使用经过验证的食物频率问卷收集日常饮食情况，分析和评价饮食因素对食管癌发病风险的影响 | 47/96 | 病例组男性年龄 60.0（54.75～67.00）岁、女性年龄 57.0（50.00～70.50）岁，对照组男性年龄 60.0（54.25～67.00）岁、女性年龄 58.0（48.75～72.25）岁 | 硒对食管鳞状细胞癌的保护作用（OR：0.15，95% CI：0.01～0.76；$P<0.001$） | 保护 |
| Lu 2006 | 病例对照研究 | 在中国泰兴选取食管癌患者作为病例组，对照组选自同期未确诊癌症的患者，进行问卷调查，估算膳食中营养素含量，分析膳食硒和锌摄入与食管鳞状细胞癌发病风险的关系 | 218/415 | 中国缺硒地区的病例组（63.67±9.64）岁，对照组（60.92±12.06）岁 | 膳食硒摄入量与食管癌风险呈反向关系。与最低四分位数相比，最高四分位数的硒摄入量与风险降低 70% 相关（调整 OR＝0.30；95% CI：0.13～0.67） | 保护 |

# 硒与胰腺癌

## 一、什么是胰腺癌

胰腺癌是消化道常见的恶性肿瘤之一。相比其他癌症而言，胰腺癌起病隐匿，不易被人体察觉，早期症状一般不明显，而其恶性程度较高，病程进展迅速，当患者出现症状就诊时，大部分已处于中晚期。此外，尽管患者接受手术治疗且术后进行放化疗，但仍会出现复发和转移等情况，故胰腺癌在肿瘤领域素有"癌症之王"的称号。

近年来，不管是国内还是国外，胰腺癌的发病率一直呈显著的增高趋势。根据 2018 年全球癌症数据库的统计结果，胰腺癌新发人数为 458 918 人，占全球新发癌症人数的 2.5%，因胰腺癌死亡的人数为 432 242 人，占比为 4.5%，高致死率使得胰腺癌患者的生存情况不容乐观。根据相关研究结果，2020 年，胰腺癌在全球 185 个国家的新发人数为 495 773 人，在当年癌症发病谱中居第 14 位，而因胰腺癌死亡的人数约为 466 003 人，其死亡率居癌症死亡谱第 7 位，发病人数和死亡人数的接近也进一步说明了胰腺癌的致死率较高。

多项研究结果表明，男性胰腺癌的发病率和死亡率普遍较女性要高，这可能与男性吸烟、饮酒等不良生活习惯有关。在地区分布上，胰腺癌的发病率和死亡率也存在着东部地区高于中部和西部地区的差异，可能与部分地区居民的饮食、生活习惯有关。此外，随着年龄的增大，发生胰腺癌的风险也会有所增加。

胰腺癌一旦发生，其发展速度极为迅速，且目前的各种治疗方法的效果均不理想，一旦确诊，患者的生命安全将会遭受巨大的威胁。因此，预防胰腺癌是最为关键的，不仅要养成健康的饮食习惯，还应该注重日常锻炼，提高自身免疫力。更重要的是，要定期体检，清楚地了解自身的健康状况，防患于未然。

## 二、 硒与胰腺癌的关系

检索硒与胰腺癌的相关文献，体内硒、饮食硒摄入量与胰腺癌的关联文献较少，对其进行简要描述，结果如下：

### 1. 体内硒与胰腺癌

2016 年 Chatterjee 教授发表了血清硒与胰腺癌之间的前瞻性研究，在前列腺癌、肺癌、结直肠癌和卵巢癌筛查研究队列中对基线中的男性和女性进行了一项嵌套病例对照研究。这是迄今为止评估血清硒与胰腺癌风险之间关联的最大的前瞻性研究。该项研究仅单一测量血液中的硒，可以合理地反映长期硒摄入量，并且在评估人群中硒摄入量方面相对准确。其结果显示，与正常人相比，胰腺癌患者体内的血清硒水平更低。但结果不支持血清硒水平与胰腺癌风险相关的假设。

### 2. 硒补充与胰腺癌

2002 年，Stolzenberg-Solomon 教授发表了一项队列研究，纳入 27 111 例研究对象，通过使用彩色图画小册子作为食品和分量指南，利用饮食问卷调查计算膳食硒的摄入量。结果显示，膳食硒摄入和胰腺癌之间无相关性。但是，此项研究所招募的研究对象是老年男性吸烟者，该人群本身患胰腺癌的风险偏高，所以其结果外推到一般人群尤其是非吸烟人群时需格外慎重。

英国的一项大型人群队列研究是肿瘤前瞻性研究，研究者利用 7 天食物日记的方法，包括记录食物类型、分量、品牌、烹饪方法和食谱，将 7 天食物数据送入研究总部，由营养学家编码，将这些数据转化为能量和营养素值，从而对胰腺癌病因中的膳食硒进行前瞻性队列研究。2013 年，研究团队整理了随访 10 年后的数据并发表了研究结果。结果显示，在参加基线健康检查的 23 658 名受试者（55％为女性）队列中，49 名受试者（55％为男性）在随访 1—10 年间患上胰腺癌。综合分析发现，膳食硒摄入量与胰腺癌之间存在负相关的关系，当膳食硒摄入量较高时，可在一定程度上预防胰腺癌的发生。

此外，另有一项研究发现，当硒摄入量为中等水平时，补充硒可在一定程度上预防胰腺癌的发生；而当人群硒摄入量为高等水平时，再补充硒的摄入则显示硒补充与胰腺癌之间无相关关系。

关于膳食硒与胰腺癌发病关系的 3 项病例对照研究结果也并不一致。Baghurst 和 Gong 的研究认为膳食硒摄入和胰腺癌之间无关联，但 Jansen 发现两者之间存在负相关。

Khemayanto 教授对上述研究进行 meta 分析，结果显示膳食硒摄入量高能够在一定程度上降低胰腺癌的发病风险。2016 年 Wang 等人发表的硒摄入量与胰腺癌风险之间关联的 meta 分析结果与前述一致，也表明增加膳食硒的摄入量可以预防胰腺癌的发生。

目前，关于血清硒及膳食硒的补充与胰腺癌关系的研究仍然较少，同时缺少来自中国的研究，部分研究也显示两者并无关联。所以硒的补充仍需慎重，有待进一步的科学研究来证实，实现科学防治。

# 硒与结直肠癌

## 一、什么是结直肠癌

结直肠癌是胃肠道中常见的恶性肿瘤，一般发生在结肠和直肠部位。因结肠癌和直肠癌在细胞起源、病理类型以及临床诊断和治疗方式上存在众多相似之处，所以二者一般并称为结直肠癌，也称大肠癌。

近年来，结直肠癌的发生率和死亡率在全球范围内逐年上升。2020 年，世界卫生组织国际癌症研究中心（IARC）统计报告显示，全球结直肠癌新发人数为 193.2 万人，死亡人数为 93.5 万人，发病率和死亡率均位列前三。我国由于人口基数庞大，癌症发生人数和死亡人数一直居高不下。根据联合国开发计划署公布的《2020 年人类发展报告》，对全球 189 个国家或地区进行人类发展指数汇总排名后显示，中国属于结直肠癌发展的高水平国家，这表明我国结直肠癌的新发病率和死亡率均处于全球较高水平。2022 年，中国癌症统计最新数据显示，我国新发癌症约 482 万人，其中结直肠癌新发病例高达 59 万例，约占 12.2％，其发病率较 2020 年有所上升，位居第 2 位，仅次于肺癌。

此外，结直肠癌的发病、死亡情况存在性别差异，具体表现为男性高于女性，这可能与男性和女性的行为方式和饮食习惯等不同有一定的关系。专家指出，饮酒可以导致患结直肠癌的机会增加，而富含红肉和加工肉类的西式饮食，过量牛、羊肉的食用及日常运动的缺乏等也会导致患癌概率增加。

结直肠癌作为消化道常见的恶性肿瘤，疾病早期症状不明显，晚期极易发生转移，这也导致结直肠癌早期发现率较低、晚期致死率增加。因此，普及早筛、早诊、早治等理念，加强结直肠癌筛查，是提高结直肠癌生存率的重要策略。普通群众也应该加强健康观念，重视身体健康，定期进行检查。

## 二、 硒与结直肠癌的关系

检索硒与结直肠癌的相关文献，未检索到饮食硒摄入量与结直肠癌的关联文献，参照世界卫生组织推荐的证据评价方法和标准，对体内硒与结直肠癌关联的文献进行综合评价，结果显示硒和结直肠癌之间存在一定的关系，且结直肠癌患者体内硒水平显著低于健康人群，综合评价等级为 B，说明缺硒可以使得结直肠癌的发病概率增加。具体研究证据质量及等级评价见表 2.4.15。

硒和结直肠癌之间关系的研究共计 6 项，其中 1 项为 meta 分析、4 项病例对照研究、1 项横断面研究均发现人体内硒和结直肠癌之间存在一定的关系，见表 2.4.16。

表 2.4.15　人体硒水平与结直肠癌关系的证据体分析

| 内容 | 评级 | 备注 |
|---|---|---|
| 证据等级 | 良 | 1 项 meta 分析、4 项病例对照研究、1 项横断面研究 |
| 一致性 | 优 | 1 项 meta 分析、3 项病例对照研究、1 项横断面研究显示结直肠癌患者体内硒水平显著低于健康人群；1 项病例对照研究显示结直肠癌患者体内硒水平显著高于健康人群 |
| 健康影响 | 良 | 1 项 meta 分析、3 项病例对照研究、1 项横断面研究显示结直肠癌患者体内硒水平降低，且与健康人之间存在显著差异；1 项病例对照研究显示体内硒与结直肠癌风险无关 |
| 研究人群 | 优 | 美国、波兰、荷兰、中国、加拿大、意大利 |
| 适用性 | 良 | 适用于中国人群，但存在一些注意事项 |

大量研究表明，人体内硒水平与结直肠癌之间可能存在一定的关系，结直肠癌患者体内硒水平显著低于健康人群，且低水平硒可使结直肠癌的发病风险显著增加。

2011 年，弗雷德·哈钦森癌症研究中心的 Takata 教授及其研究团队在西雅图选取了804 名结直肠癌患者作为病例组，805 名同期未确诊癌症的患者作为对照组，检测了两组受试者体内的血清硒水平。病例组血清硒水平为 0.117 $\mu g/mL$，对照组血清硒水平为0.136 $\mu g/mL$，病例组和对照组之间的血清硒水平存在显著差异，结直肠癌患者体内的血清硒水平显著低于对照组人群。

为了进一步探究血清硒与结直肠癌之间的关系。2013 年，波兰的 Lener 教授及其研究团队发表了一项病例对照研究，通过波兰斯切钦波美拉尼亚医科大学国际遗传癌症中心和爱沙尼亚塔尔图大学爱沙尼亚基因组中心，共选取 169 例结直肠癌患者和 169 例健康对照者参与本研究，检测两组志愿者的血清硒水平，结果显示病例组波兰和爱沙尼亚结直肠癌患者的硒水平阈值分别为 0.055 $\mu g/mL$ 和 0.065 $\mu g/mL$，癌症风险增加。因此，硒水平较低与结直肠癌风险较高相关。

2018 年，我国浙江大学的陈光弟教授及其研究团队在杭州市也开展了相关研究，以评估我国结直肠癌与全血硒之间的关系。研究者们分别选取了 118 名男性和 86 名女性结肠癌患者作为病例组，204 名健康人作为对照组，检测了 4 组志愿者体内的全血硒水平。男性病例组全血硒水平为 0.128 $\mu g/mL$，女性病例组全血硒水平为 0.125 $\mu g/mL$，而男性对照组内全血硒水平为 0.158 $\mu g/mL$，正常女性全血硒水平为 0.159 $\mu g/mL$，病例组和对照组之间的全血硒水平存在显著差异，也出现了病例组全血硒水平低于正常对照组，且男、女性之间趋势一致。

此外，来自加拿大的 Parviz 博士研究显示，结直肠癌患者趾甲硒水平显著低于正常对照组。国内学者郭萍等人采用头发中硒浓度作为体内硒水平的指标，亦发现与对照组相比，结直肠癌患者发硒含量显著降低。

为了更加充分地评价人体内硒与结直肠癌之间的关系。2019 年，来自重庆医科大学的朱光烁等人通过检索对多项研究合并进行了 meta 分析，结果显示病例组血清硒水平显著低于正常对照组。

表 2.4.16　人体硒水平与结直肠癌关系的研究

| 作者<br>年度 | 研究类型 | 研究方法 | 例数<br>（病例/<br>对照） | 研究对象及<br>年龄 | 结果 | 对危险性<br>的影响<br>（增加/<br>无/保护） |
|---|---|---|---|---|---|---|
| 朱光烁<br>2019 | meta 分析<br>（5 项病例<br>对照研究） | 从数据库中检索相<br>关原始研究并进行<br>综合分析 | 2 036/<br>2 220 | 结直肠癌患者及<br>正常对照者 | 随机效应的 meta 分析结<br>果显示，结直肠癌患者血<br>清硒水平低于健康对照组<br>（$P<0.001$） | 保护 |
| Caroli<br>1994 | 试点横断<br>面研究 | 以意大利特尔尼的<br>20 名均接受手术治<br>疗的结肠癌患者为<br>研究对象，测定血<br>清、健康黏膜和肿<br>瘤黏膜中硒含量，<br>评估硒水平与结肠<br>癌发生的关系 | 20 | 意大利特尔尼均<br>接受手术治疗的<br>结肠癌患者 | 血清硒水平为 $0.063 \pm$<br>$0.018\ \mu g/mL$，显著低于<br>原先报道的全国平均水平<br>$0.089\sim0.093\ \mu g/L$；健<br>康和肿瘤黏膜中硒含量存<br>在显著差异（$0.098 \pm$<br>$0.030\ \mu g/g$ vs $0.158 \pm$<br>$0.065\ \mu g/g$） | 保护 |
| Ghadirian<br>2000 | 病例对照<br>研究 | 在蒙特尔选取结<br>直肠癌患者作为病<br>例组，对照组选取<br>同期健康志愿者，<br>测定趾甲硒水平，<br>分析硒在结肠癌发<br>病中的作用 | 402/688 | 加拿大结直肠癌<br>患者（50 ± 3<br>岁），对照组<br>（50±3 岁） | 病例组趾甲硒水平为<br>0.53 $\mu g/g$，对照组趾甲<br>硒水平为 0.69 $\mu g/g$，两<br>组之间趾甲硒水平差异有<br>统计学意义（$P<0.05$） | 保护 |

| 作者年度 | 研究类型 | 研究方法 | 例数（病例/对照） | 研究对象及年龄 | 结果 | 对危险性的影响（增加/无/保护） |
|---|---|---|---|---|---|---|
| Takata 2011 | 病例对照研究 | 在美国 WHI 临床中心选取已登记的女性结直肠癌患者，对照组选自同期未确诊癌症的患者，测定血清硒水平 | 804/805 | 美国女性结直肠癌患者（66.6±6.9 岁），对照组（66.7±6.9 岁） | 病例组血清硒浓度相对于正常组较高（137.8 $\mu g/L$ >35.6 $\mu g/L$），但与结直肠癌风险无关（趋势 $P=0.10$） | 无 |
| Lener 2013 | 病例对照研究 | 在波兰斯切钦波美拉尼亚医科大学国际遗传癌症中心和爱沙尼亚塔尔图大学爱沙尼亚基因组中心选取结直肠癌患者，对照组选取同期健康志愿者，测定血清硒水平，确定其与结直肠癌风险之间的相关性 | 169/169 | 波兰和爱沙尼亚结直肠癌患者（53±5 岁），对照组（53±5 岁） | 波兰和爱沙尼亚结直肠癌患者的硒水平阈值分别为 55 $\mu g/L$ 和 65 $\mu g/L$，增加了结直肠癌风险。硒水平越低，患结直肠癌的风险越大 | 保护 |
| 吕娜 2018 | 病例对照研究 | 在浙江大学医学院附属邵逸夫医院就诊的结直肠癌患者作为病例组，健康人为对照组，测定全血中硒水平 | 204/204 | 中国结直肠癌患者（56.93±8.95 岁），健康成人（55.16±7.89 岁） | 病例组血清硒水平为 0.127 $\mu g/mL$，对照组血清硒水平为 0.159 $\mu g/mL$，两组之间血清硒水平差异有统计学意义（$P<0.05$） | 保护 |

# 硒与甲状腺癌

## 一、什么是甲状腺癌

甲状腺癌是内分泌系统和头颈部最常见的恶性肿瘤。乳头状甲状腺癌是甲状腺癌中最为常见的类型，其发病率占所有甲状腺癌患者的 60%～80%；尽管其发病率高，但因其分化程度高、恶性程度低，所以一般患者预后较好。而未分化型甲状腺癌是恶性程度最高的甲状腺癌，虽然其发生率仅占甲状腺癌的 1%～2%，但是其死亡率却占比高达 14%～39%。

近年来，甲状腺癌的发病率在全球范围内逐年上升，而其死亡率则保持相对稳定。2018 年，全球甲状腺癌新增病例 56.7 万，因甲状腺癌死亡病例约有 4.1 万。世界卫生组织国际癌症研究中心（IARC）2020 年发表的全球癌症报告显示，全球新发甲状腺癌病例高达 59 万例，已成为全球第 9 位常见癌症，也是全球女性第 5 大高发癌症。2020 年，我国新发甲状腺癌病例为 221 093 例，约占 6.7%，其发病率较 2018 年有所上升，位居第 7 位。

此外，我国甲状腺癌还呈现出一些地区差异，表现为沿海地区发病率和增长速度均高于内陆地区，城市高于农村，女性高于男性等。而这可能与生活习惯、饮食结构以及环境因素等有关。

与其他恶性肿瘤相比，尽管甲状腺癌是一种死亡率较低的癌症，但其发病率的增加也对社会和经济造成了重大影响。国内外对甲状腺癌的住院负担进行估计，结果显示甲状腺癌诊治费用随着患病时间的延长而增加，且变化速度也高于其他肿瘤。因此，早发现、早诊断对甲状腺癌患者的后期治疗及预后具有重要作用。

## 二、硒与甲状腺癌的关系

硒是人体所需的微量元素之一。在成人中，甲状腺是含硒量最高的器官，硒对甲状腺激素的合成和甲状腺的正常生理功能有着重要的影响。即使是在大脑、睾丸和其他内分泌器官处于硒缺乏的状态下，甲状腺组织中的硒含量仍然是最高的。一般而言，人体内的硒水平取决于人群的特点、饮食习惯以及所在的地理区域等。

多项研究表明，甲状腺癌患者体内的血清硒水平显著低于健康人群。

1989 年，挪威癌症登记处的 Glattre 教授及其研究团队通过挪威国家血清库（JANUS）首次开展了关于硒与甲状腺癌关系的研究。研究选取了 43 名甲状腺癌患者作为病例组以及 129 名健康人作为对照组，利用技术手段检测了两组志愿者的血清硒水平，结果显示病例组血清硒水平为 0.110 $\mu g/mL$，而对照组血清硒水平为 0.116 $\mu g/mL$，甲状腺癌患者体内血清硒水平明显低于对照组，且按性别进行分析时，男、女性之间也存在着这种显著性差异，这说明硒和甲状腺癌之间可能存在一定的关联。

为了进一步探究血清硒与甲状腺之间的关系，土耳其塞尔库克大学的 Baltaci 研究团队于 2011 年在土耳其也检测了甲状腺癌患者和健康成人体内的血清硒水平。结果也显示甲状腺癌患者体内血清硒水平显著低于健康成人，且男、女性之间均有此差异。

为了更加充分地评价血清硒与甲状腺癌之间的关系。2015 年，来自广州医科大学的 Shen 等人通过检索对多项研究合并进行了 meta 分析，结果显示病例组血清硒水平显著低于对照组。2022 年，南京东南大学的 Hao 等人再一次对现有的所有研究进行筛选并合并分析，结果同前，说明患有甲状腺癌的人体内血清硒水平低于健康人群。

然而，通过膳食或者营养补充剂摄入的硒与甲状腺癌之间是否也存在一定的关系呢？

2012 年，Cléro 研究团队在法属波利尼西亚进行了一项病例对照研究，研究者们调查了 229 例甲状腺癌患者和与之相匹配的 371 例正常人的膳食情况，利用特定统计学方法进行分析。结果表明，食用较多鱼类和贝类的人群发生甲状腺癌的风险较低，而鱼类和贝类产品硒含量较高。Ren 教授和他的团队通过病例对照研究也发现食用大量鱼类食品可以降低分化型甲状腺癌的发生风险。

2014 年，来自美国纽约的 O'Grady 研究团队利用 NIH-AARP 大型前瞻性队列深入探究了微量营养素摄入量和甲状腺癌发生风险之间的关系。研究者们使用膳食频率问卷估计了 566 398 名年龄在 50～71 岁的参与者微量营养素的摄入量，而后进行了长达 9.1 年的随访，最终确定甲状腺癌新发病例 592 例。通过特定统计学方法进行分析。结果显示，与硒摄入量低的人群相比，硒摄入量高的人群发生甲状腺癌的风险并没有显著降低。

2022 年，Xu 联合 Hendryx 发表的一篇文章揭示了绝经后妇女的膳食硒摄入量与甲状腺癌的发生风险的关系。研究者们通过美国 WHI 大型人群队列纳入了 147 348 名平均年龄为 63.15 岁的绝经妇女，根据膳食问卷调查结果计算饮食摄入硒量和硒补充剂摄入量，随后随访观察约 16 年，发现甲状腺癌新发病例 442 例。分析发现甲状腺癌患者基线时的总硒摄入量与非甲状腺癌患者的差异无统计学意义；分别针对膳食硒摄入量和服用硒补充剂与甲状腺癌之间的关系进行分析，结果也显示膳食硒摄入量高和服用硒补充剂并不能使得甲状腺癌的发生风险降低。

目前，针对膳食硒或者硒补充剂与甲状腺癌关系的研究大多通过膳食问卷调查等估计人体硒摄入量，并不能充分排除一次性问卷调查结果与实际饮食摄入之间的误差。对于膳食硒摄入量高或者服用硒补充剂能否降低甲状腺癌的发生风险仍需要进一步的科学研究。

# 硒与前列腺癌

## 一、什么是前列腺癌

前列腺癌是一种来源于前列腺组织的恶性肿瘤，主要由前列腺上皮细胞发生恶性转化而形成。前列腺癌是男性最常见的癌症之一，尤其在中老年人中更为普遍。男性在 55 岁之前发生前列腺癌的风险较低，55 岁以后随着年龄的增长患癌风险逐渐增加，70～80 岁是前列腺癌的高发年龄段。然而，有前列腺癌家族史的人发生癌症的年龄会稍有提前。

近年来，无论在发展中国家还是发达国家，前列腺癌的发病率和死亡率一直居高不下。2021 年世界卫生组织国际癌症研究机构发表的《全球癌症统计报告（2020 年版）》

显示，2020 年全球新发前列腺癌 1414 259 例，占全身恶性肿瘤的 7.3%，发病率仅次于乳腺癌和肺癌，位于第 3 位；前列腺癌死亡病例 375 304 例，占恶性肿瘤的 3.8%，死亡率位居第 8 位。2019 年，国家癌症中心公布了我国 2015 年的恶性肿瘤发病率和死亡率，其中前列腺癌新发病例 7.2 万，发病率为 10.23/10 万，位居男性恶性肿瘤的第 6 位；死亡 3.1 万，死亡率为 4.36/10 万，位居男性恶性肿瘤的第 10 位。

由于经济发展水平及医疗水平的不同，前列腺癌的发病及死亡情况有着较大的空间分布差别。城市的前列腺癌发病率高于农村，死亡率也同样呈现城市高于农村的现象。但农村地区发病与死亡逐年上升趋势明显，城乡差异正在逐渐缩小。

目前，前列腺癌的病因尚不明确。有研究显示，除遗传因素和年龄外，吸烟、饮酒、饮食习惯和生活习惯均与前列腺癌的发生有关。

随着社会经济的发展、预期寿命的提高、生活方式的转变以及医疗卫生水平的改善，前列腺癌发病率近些年上升趋势明显。因此对于中老年男性，尤其是有前列腺癌家族史的中老年男性等高危人群要定期体检，做到早发现、早诊断、早治疗。此外，也要注意保持良好心态，规律作息，均衡营养，合理膳食，戒烟限酒，提高自身的免疫力。

## 二、硒与前列腺癌的关系

检索硒与前列腺癌的相关文献，参照世界卫生组织推荐的证据评价方法和标准，对体内硒、饮食硒摄入量与前列腺癌关联的文献进行综合评价，其结果如下：

### 1. 体内硒与前列腺癌

通过将相关研究进行综合分析，可以得出血清硒水平和前列腺癌之间有一定的关联性，多数研究表明前列腺癌患者体内血清硒水平会显著低于健康者，综合评价等级为 B，说明硒可以在一定程度上预防前列腺癌的发生，并减轻前列腺癌的严重程度。具体各类研究证据质量和等级评价如下。

血清硒和前列腺癌之间的关系的研究共计 4 项，其中 3 项 meta 分析、1 项病例对照研究均发现血清硒和前列腺癌的严重程度呈负相关，见表 2.4.17。

表 2.4.17 血清硒水平与前列腺癌关系的证据体分析

| 内容 | 评级 | 备注 |
|------|------|------|
| 证据等级 | 良 | 3 项 meta 分析、1 项病例对照研究 |
| 一致性 | 优 | 3 项 meta 分析、1 项病例对照研究显示血清硒和前列腺癌呈负相关的关系 |
| 健康影响 | 优 | 3 项 meta 分析、1 项病例对照研究显示对于缺硒人群，补充硒对前列腺癌具有保护作用 |
| 研究人群 | 优 | 中国、美国、丹麦、瑞典、芬兰 |
| 适用性 | 良 | 适用于中国，但有个别注意事项 |

研究表明，硒和前列腺癌之间可能存在着一定的联系，而血清硒水平较低可能会增加前列腺癌的风险。

2015 年，来自湖北省恩施自治州中心医院泌尿外科的赵纯雄等人发表了一项病例对照研究，病例组选取了 31 例前列腺癌患者，平均年龄为 75 岁，对照组选取了与前列腺癌患者同期入院的前列腺增生患者 46 例，平均年龄为 76 岁。检测了两组患者的血清硒水平，结果显示前列腺癌患者血清硒水平为 $86.3\pm32.4~\mu g/L$，前列腺增生组血清硒水平为 $102.0\pm21.3~\mu g/L$，前列腺癌患者体内的血清硒水平显著低于前列腺增生患者，说明硒与前列腺疾病的发展可能存在一定的关系。

分别于 2006 年、2012 年以及 2017 年发表的 3 项 meta 分析均显示血清硒与前列腺癌之间存在一定的关联，前列腺癌患者体内的血清硒水平显著低于健康人群（$P<0.05$）。

表 2.4.18　血清硒水平与前列腺癌关系的研究

| 作者年度 | 研究类型 | 研究方法 | 例数（病例/对照） | 研究对象及年龄 | 结果 | 对危险性的影响（增加/无/保护） |
|---|---|---|---|---|---|---|
| Brinkman 2006 | meta 分析（19 项） | 从数据库中检索相关原始研究并进行综合分析 | 5 032/2 889 | 前列腺癌患者和正常健康志愿者 | 随机效应的 meta 分析结果显示，前列腺癌患者血清硒水平低于健康人群对照组 | 保护 |
| Hurst 2012 | meta 分析（12 项） | 从数据库中检索相关原始研究并进行综合分析 | 5 007/13 245 | 前列腺癌患者和正常健康志愿者 | 血浆和血清硒水平与前列腺关系呈非线性剂量反应关系，随着血浆/血清硒水平从 0 增加到 170 ng/mL，风险逐渐降低；趾甲硒浓度在 0.85~0.94 lg/g 之间时前列腺癌风险降低（RR：0.29；95%$CI$：0.14~0.61） | 保护 |
| Cui 2017 | meta 分析（17 项） | 从数据库中检索相关原始研究并进行综合分析 | 6 136/34901 | 前列腺癌患者和正常健康志愿者 | 随机效应的 meta 分析结果显示，前列腺癌患者血清硒水平低于健康人群对照组 | 保护 |
| 赵纯雄 2015 | 病例对照研究 | 从湖北省恩施自治州中心医院泌尿外科选取前列腺癌患者，对照组选取与前列腺癌患者同期入院的前列腺增生患者，测定血清硒含量 | 31/46 | 前列腺癌患者（78±2.5 岁）；对照组是与前列腺癌患者同期入院的前列腺增生患者（76±3.4 岁） | 结果显示前列腺癌患者血清硒水平为 86.3±32.4 $\mu g/L$，前列腺增生组 102.0±21.3 $\mu g/L$（$P<0.01$），说明前列腺癌患者血清硒水平较良性前列腺增生患者显著降低 | 保护 |

## 2. 硒补充与前列腺癌

通过搜索相关研究并进行综合分析，膳食或营养补充剂摄入硒与前列腺癌也存在一定的关系，但是关系尚不明确。综合评价等级为 B，尚不能说明膳食或使用硒补充剂可以降低前列腺癌的发生风险以及降低前列腺癌的死亡率。具体研究证据质量及等级评价见表 2.4.19。

饮食或硒补充剂与前列腺癌之间的关系的研究共计 5 项，其中 2 项随机对照试验和 3 项前瞻性队列研究，并不是所有的研究都发现饮食硒和前列腺癌之间存在一定的关系，见表 2.4.19。

表 2.4.19 饮食硒摄入量与前列腺癌关系的证据体分析

| 内容 | 评级 | 备注 |
|------|------|------|
| 证据等级 | 良 | 2 项随机对照试验和 3 项前瞻性队列研究 |
| 一致性 | 中 | 1 项随机对照试验和 2 项前瞻性队列研究均显示饮食硒和前列腺癌呈负相关；1 项随机对照试验和 1 项前瞻性队列研究显示无相关 |
| 健康影响 | 中 | 1 项随机对照试验和 2 项前瞻性队列研究显示饮食硒对前列腺癌具有保护作用，其余 2 项显示饮食硒与前列腺癌无关 |
| 研究人群 | 优 | 中国、美国、加拿大、新西兰 |
| 适用性 | 优 | 适用于中国人群 |

2003 年，来自美国亚利桑那大学医学院癌症中心和泌尿外科的 Duffield-Lillico 等人发表了一项研究。这项研究是一项随机、双盲、安慰剂对照试验，1983—1991 年期间从美国东部低硒地区的 7 个皮肤科诊所招募了 1 312 名参与者，最后符合纳入条件的男性 927 人，分为试验组（457 人，平均年龄 64.9 岁）和对照组（470 人，平均年龄 63.7 岁）。试验组的参与者每天服用富硒酵母片，对照组则服用酵母安慰剂。干预结束后，结果显示试验组前列腺癌的发生率显著低于对照组，这说明增加硒的摄入可以在一定程度上预防前列腺癌的发生、发展。

2011 年，来自美国克利夫兰临床泌尿与肾脏研究所的 Klein 等人也发表了一项前瞻性队列研究，2001 年 8 月 22 日—2004 年 6 月 24 日期间，来自美国、加拿大和波多黎各 427 个研究地点的 34 887 名男性被随机分成 4 个实验组，分别为硒治疗组 8 752 人、维生素 E 治疗组 8 737 人、硒与维生素 E 治疗组 8 702 人、安慰剂组 8 696 人，分别予以硒补充剂、维生素 E、硒和维生素 E 以及安慰剂，干预结束后继续随访。随访 7—12 年后发现，单独服用硒补充剂或者维生素 E 和硒补充剂联合服用均可降低前列腺癌的发生风险。

2016 年，来自美国加州大学旧金山分校的 Chan 等人发表了一项前瞻性队列研究，从美国、加拿大和波多黎各等地招募了 35 533 名男性，年龄在 55～70 岁之间，随机分为安慰剂组、硒补充剂组以及硒与维生素 E 联合补充组，结果显示单独补充硒的摄入或者硒与维生素 E 联合补充均可以显著降低前列腺癌的发生率，这说明补充硒的摄入可以在一定程度上预防前列腺癌的发生、发展。

表 2.4.20　饮食硒摄入量与前列腺癌关系的研究

| 作者年度 | 研究类型 | 研究方法 | 例数（病例/对照） | 研究对象及年龄 | 结果 | 对危险性的影响（增加/无/保护） |
|---|---|---|---|---|---|---|
| Duffield-Lillico 2003 | 随机对照实验 | 从美国东部低硒地区的 7 个皮肤科诊所招募志愿者，分为硒补充组和对照组，测定血浆硒浓度 | 457/470 | 硒补充组 457 人，平均年龄 64.9 岁；对照组 470 人，平均年龄 63.7 岁 | 试验结束时，与安慰剂组相比，硒补充组的前列腺癌发病率显著降低，$P<0.05$ | 保护 |
| Klein 2011 | 前瞻性队列研究 | 来自美国、加拿大和波多黎各的志愿者被随机分配到 4 个治疗组：硒组、维生素 E 组、硒＋维生素 E 组以及安慰剂组。参与者服用相应的补充剂或安慰剂，并进行了 7～12 年的随访 | 8 752/8 737/8 702/8 696 | 50 岁以上健康男性 | 维生素 E 组患前列腺癌风险显著增加，RR 为 1.17（$99\%CI$：$1.004\sim1.36$，$P=0.008$，$n=620$），硒组 RR 为 1.09（$99\%\ CI$：$0.93\sim1.27$，$P=0.18$，$n=575$），硒＋维生素 E 组 RR 为 1.05（$99\%\ CI$：$0.89\sim1.22$，$P=0.46$，$n=555$），安慰剂组 RR 为 1.00（$n=529$）。与安慰剂相比，每年每千人中维生素 E 组、硒组、硒＋维生素 E 组导致前列腺癌风险的绝对值分别增加了 1.6 例、0.9 例和 0.4 例 | 保护 |
| Marshall 2011 | 前瞻性队列研究 | 在 619 名人组患者中，423 名随机接受高级别前列腺上皮瘤变治疗的男性，符合条件（通过中心病理审查），并纳入主要分析 | 212/211 | 补硒组 212 名患者，对照组 211 名患者 | 安慰剂组和补硒组 3 年癌症发病率分别为 36.6% 和 35.6%，$P>0.05$。结果表明补充硒元素似乎不能降低高级别前列腺上皮瘤变患者的前列腺癌的发病率 | 无 |

续表

| 作者年度 | 研究类型 | 研究方法 | 例数（病例/对照） | 研究对象及年龄 | 结果 | 对危险性的影响（增加/无/保护） |
|---|---|---|---|---|---|---|
| Algotar 2013 | 随机对照试验 | 美国和新西兰泌尿科诊所招募受试者，随机分配到每日口服 200 μg 硒组、400 μg 硒组或安慰剂组，每 6 个月接受 1 次随访，比较各组确诊前列腺癌诊断的时间 | 234/233/232 | 口服 200 μg 硒组（65.2±8.0 岁），400 μg 硒组（65.5±7.7 岁）及安慰剂组（65.5±7.4 岁） | 结果表明补充硒似乎对男性前列腺癌高危患者的前列腺癌发病率没有影响，$P>0.05$ | 无 |
| Chan 2016 | 前瞻性队列研究 | 基于 SELCET 试验，采用病例队列研究设计并分层抽样，分析各组（补硒组、补充维生素 E 组和补充安慰剂组）与前列腺癌风险的关系 | 35 533 | 前列腺癌患者，中位年龄为 63 岁 | 结果表明使用硒补充剂可以降低患者患前列腺癌的风险，$P<0.05$ | 保护 |

# 硒与宫颈癌

## 一、什么是宫颈癌

宫颈癌是指发生在子宫阴道部及宫颈管的恶性肿瘤，是最常见的妇科恶性肿瘤。原位癌高发年龄为 30~35 岁，浸润癌为 45~55 岁，发病率位于女性肿瘤的第二位。全世界每年大约有 20 万妇女死于这种疾病。发病原因目前尚不清楚，早婚、早育、多产及性生活紊乱均是宫颈癌的危险因素，人乳头瘤病毒感染已被证实是宫颈癌的主要致病因素。

21 世纪以来，中国宫颈癌发病率和死亡率总体呈现持续上升趋势。20 世纪末 21 世纪初，我国宫颈癌发病率城市高于农村，但近几年农村宫颈癌发病率逐年上升，城乡差异逐渐缩小，且宫颈癌死亡率农村始终高于城市，目前我国宫颈癌疾病负担农村高于城市、中西部地区高于东部地区。截至 2020 年，中国宫颈癌新发病例约 10.97 万例，粗发病率

15.6/10 万，死亡病例 5.9 万，粗死亡率 8.4/10 万。

宫颈癌"三级预防"策略的提出与实践，对于降低全球宫颈癌疾病负担具有重大意义，在发达国家已见成效。然而，由于普及率低下等原因，我国宫颈癌防控工作仍然面临诸多问题。因此因地制宜制定可行有效的筛查和疫苗接种政策，积极开展健康教育，提高大众健康意识，鼓励适龄妇女积极参与筛查和接种 HPV 疫苗，对于预防和诊治宫颈癌至关重要。

## 二、 硒与宫颈癌的关系

检索硒与宫颈癌的相关文献，未检测到饮食硒摄入量与宫颈癌的关联文章。参照世界卫生组织推荐的证据评价方法和标准，对体内硒与宫颈癌关联的文献进行综合评价，结果显示血清硒和宫颈癌之间存在一定的关系，宫颈癌患者体内硒水平低于健康人群，综合评价为 A，说明缺硒会使宫颈癌的发生风险增加。具体研究证据质量和等级评价见表 2.4.21。

血清硒和宫颈癌之间关系的研究共计 8 项，其中 1 项为 meta 分析，7 项为病例对照研究，均发现血清硒和宫颈癌之间存在关系，见表 2.4.22。

表 2.4.21　血清硒水平与宫颈癌关系的证据体分析

| 内容 | 评级 | 备注 |
| --- | --- | --- |
| 证据等级 | 优 | 1 项 meta 分析、7 项病例对照研究 |
| 一致性 | 优 | 1 项 meta 分析、7 项病例对照研究显示宫颈癌患者血清水平显著低于健康人群 |
| 健康影响 | 优 | 1 项 meta 分析、7 项病例对照研究显示宫颈癌患者体内血清硒水平降低，且与健康人群之间存在显著差异 |
| 研究人群 | 优 | 中国、印度、芬兰 |
| 适用性 | 优 | 适用于中国人群 |

1996 年 1 月—1997 年 12 月，来自山西省肿瘤医院的郑曙民等人进行了一项病例对照试验，他们从山西省肿瘤医院妇科收集了 75 例宫颈癌患者的血清样本作为病例组，44 例非宫颈癌患者的血清样本作为对照组。结果显示宫颈癌患者组的血清硒水平为 0.058 mg/mL，对照组非宫颈癌患者组的血清硒水平为 0.067 mg/mL，且差异具有统计学意义，提示血清硒与宫颈癌的发生发展之间可能存在一定的关系。

2012 年 8 月—2014 年 8 月，来自广西医科大学第一附属医院妇产科的黄燕等人进行了一项病例对照试验，病例组纳入了 68 例宫颈癌患者，对照组纳入了 173 例健康妇女。通过收集血液并进行检测发现，病例组的血清硒水平为 0.13 $\mu$mol/L，而对照组的血清硒水平为 0.18 $\mu$mol/L，宫颈癌患者体内的血清硒水平低于健康人群。

来自印度库帕姆德拉威大学生物技术系的 Subramanyam 及其研究团队以及来自新疆

医科大学的李丽及其研究团队进行的病例研究结果同前，均显示宫颈癌患者体内的血清硒水平显著低于健康人群。

2018 年，来自湖北恩施土家族苗族自治州中心医院的贺传勇等人也发表了一项病例对照研究，随机选取 2016 年 10 月—2017 年 11 月恩施土家族苗族自治州中心医院住院的宫颈癌患者及同期住院的宫颈上皮内肿瘤病人与其他宫颈良性疾病病人，每组病例各 70 例，年龄 29～79 岁，平均年龄 45.1 岁。收集各组血液并进行实验室检测，结果显示宫颈癌患者的血清硒含量为 46.6 $\mu g/L$，宫颈上皮内肿瘤患者血清硒水平为 61.3 $\mu g/L$，宫颈良性疾病患者的血清硒水平为 81.5 $\mu g/L$，结果也表明宫颈癌患者的血清硒水平低于宫颈上皮内肿瘤和宫颈良性疾病的患者（$P < 0.05$）。

2017 年，一项 meta 分析通过检索数据库对纳入的 12 项研究进行了综合分析，结果显示宫颈癌患者体内的血清硒水平明显低于健康人群。发布于 2013 年和 2018 年的 4 项研究均采用了病例对照研究的方法对患者体内硒水平与健康对照组人群进行了分析，结果亦显示宫颈癌患者体内血清硒水平低于健康对照组人群。

表 2.4.22　血清硒水平与宫颈癌关系的研究

| 作者年度 | 研究类型 | 研究方法 | 例数（病例/对照） | 研究对象及年龄 | 结果 | 对危险性的影响（增加/无/保护） |
|---|---|---|---|---|---|---|
| He<br>2017 | meta 分析（12 项病例对照研究） | 从数据库中检索相关原始研究并进行综合分析 | 1 136/1 924 | 宫颈癌患者以及健康女性 | 随机效应的 meta 分析结果显示，宫颈癌患者血清硒水平低于健康人群对照组 | 保护 |
| 郑曙民<br>2002 | 病例对照研究 | 山西省肿瘤医院妇科收集了宫颈癌患者的血清样本作为病例组，非宫颈癌患者的血清样本作为对照组，检测血清硒水平 | 75/44 | 中国宫颈癌患者以及正常健康的对照组 | 病例组的血清硒水平为 0.058 ± 0.018 mg/mL，对照组的血清硒水平为 0.067 ± 0.023 mg/mL，两组之间的差异具有统计学意义（$P < 0.05$） | 保护 |
| 黄燕<br>2015 | 病例对照研究 | 从广西医科大学第一附属医院妇产科选取宫颈癌患者作为病例组，健康者作为对照组，检测血清硒水平 | 68/173 | 宫颈癌患者（43 ± 3.2 岁），健康者（35 ± 4.8 岁） | 病例组的血清硒水平为 0.13 ± 0.07 $\mu mol/L$，对照组的血清硒水平为 0.18 ± 0.06 $\mu mol/L$，两组之间的差异具有统计学意义（$P < 0.05$） | 保护 |

续表

| 作者年度 | 研究类型 | 研究方法 | 例数（病例/对照） | 研究对象及年龄 | 结果 | 对危险性的影响（增加/无/保护） |
|---|---|---|---|---|---|---|
| Subramanyam 2013 | 病例对照研究 | 从蒂鲁帕蒂政府妇产医院和安得拉邦贡图尔政府总医院放射肿瘤科收集宫颈癌患者血清样本作为病例组，健康者的血清样本作为对照组，检测血清硒浓度 | 104/50 | 宫颈癌患者（30～75岁），健康者（30～73岁） | 结果表明病例组的血清硒水平为 7.32±0.59 $\mu g$/dL，而对照组的血清硒水平为 13.83 $\mu g$/dL，两组之间的差异具有统计学意义（$P<0.001$） | 保护 |
| 李丽 2015 | 病例对照研究 | 从新疆喀什巴楚县农村选取维吾尔族病理组织学诊断为宫颈上皮内瘤变Ⅰ级及以上患者作为病例组，维吾尔族宫颈慢性炎症患者作为对照组，进行血清硒含量的检测 | 115/173 | 宫颈癌患者和对照组年龄在20～65岁之间 | 结果表明病例组的血清硒水平的中位数为 0.019 mg/kg，对照组的血清硒水平的中位数为 0.026 mg/kg。最后使用了秩和检验的方式得到了 HPV 阳性患者中病例组（宫颈病变患者）平均秩次 70.05，秩和为 6 794.50，对照组（宫颈慢性炎症患者）平均秩次为 120.57，秩和为 10 971.50，差异具有统计学意义（$P<0.05$） | 保护 |
| 吐尼沙汗·阿布都热依木 2016 | 病例对照研究 | 2013—2014年期间在新疆医科大学肿瘤医院妇外科筛查发现的 HPV 感染者作为病例组，同期同地区非 HPV 感染者作为对照组，检测血清硒水平 | 217/106 | HPV 感染患者（36.27±9.610岁）和非 HPV 感染者（41.59±10.300岁） | HPV 感染者血清中硒含量与正常对照组有显著差异（$P<0.05$） | 保护 |
| 杨美平 2014 | 病例对照研究 | 180例宫颈癌患者和80例非宫颈癌患者分别作为病例组和对照组，检测血清硒水平 | 180/80 | 宫颈癌患者和非宫颈癌患者 | 结果显示宫颈癌患者血清硒水平为 0.059±0.017 mg/mL，对照组的血清硒水平为 0.068±0.022 mg/mL，可以看出宫颈癌患者体内的血清硒水平明显低于对照组，且差异具有统计学意义（$P<0.05$） | 保护 |

续表

| 作者<br>年度 | 研究类型 | 研究方法 | 例数<br>（病例/<br>对照） | 研究对象及<br>年龄 | 结果 | 对危险性<br>的影响<br>（增加/<br>无/保护） |
|---|---|---|---|---|---|---|
| 贺传勇<br>2018 | 病例对照研究 | 随机选取恩施土家族苗族自治州中心医院住院的宫颈癌患者、同期住院的宫颈上皮内肿瘤患者、其他宫颈良性疾病患者为研究对象，检测血清硒含量 | 70/70/70 | 宫颈癌患者、同期住院的宫颈上皮内肿瘤患者、其他宫颈良性疾病患者，年龄29～79岁，平均年龄45.1岁 | 结果显示宫颈癌患者的血清硒含量为46.6±14.3 μg/L，宫颈上皮内肿瘤患者血清硒水平为61.3±12.1 μg/L，宫颈良性疾病患者的血清硒水平为81.5±20.7 μg/L，可以明显看出宫颈癌患者的血清硒水平低于宫颈上皮内肿瘤和宫颈良性疾病的患者（$P<0.05$） | 保护 |

# 硒与卵巢癌

## 一、什么是卵巢癌

卵巢癌是卵巢的一种恶性肿瘤，是指生长在卵巢上的恶性肿瘤，其中90%～95%为卵巢原发性癌，另外5%～10%为其他部位原发癌转移到卵巢。由于卵巢癌早期缺少症状，即使有症状也不特异，筛查的作用又有限，因此早期诊断比较困难，就诊时60%～70%已为晚期，而晚期病例又疗效不佳。因此，虽然卵巢癌的发病率低于宫颈癌和子宫内膜癌，但死亡率却超过宫颈癌及子宫内膜癌之和，高居妇科癌症首位，是严重威胁妇女健康的最大疾患。

近年来，卵巢癌的发病率在全球范围内尤其是在发达国家呈现上升趋势，其死亡率亦高居不下。据世界卫生组织国际癌症研究机构数据显示，2020年，全球约有31.4万新增病例、20.7万死亡病例。2022年国家癌症中心发布了最新的肿瘤数据，结果显示我国卵巢癌患者年新发病例数为57 200，粗发病率为8.47/10万，年死亡病例数为27 200，粗死亡率达4.04/10万，发病率和死亡率均高于世标率（分别为5.59/10万和2.45/10万），这表明我国由于卵巢癌带来的疾病负担仍较严重。此外，我国的卵巢癌的发病率在不同地区之间存在着一定的差异，具体表现为东部地区卵巢癌发病率高于西部地区，城市高于农村。这可能与生活环境以及饮食习惯等存在差别有一定的关系。

虽然与欧美国家相比，我国的卵巢癌的死亡率和发病率相对较低，但是仍然对经济发展和人民健康等造成了不良的影响。因此，卵巢癌的高危人群尤其是有着卵巢癌家族史的人群要定期做好体检，做到早发现、早诊断、早治疗，进而有效预防癌症的发生发展，从而减轻家庭负担和社会负担。

## 二、硒与卵巢癌的关系

检索硒与卵巢癌的相关文献，参照世界卫生组织推荐的证据评价方法和标准，对体内硒与卵巢癌关联的文献进行综合评价，而饮食硒摄入量与卵巢癌的关联文献较少，仅对其进行简要描述，结果如下：

### 1. 体内硒与卵巢癌

通过搜索相关的研究并进行综合分析，结果显示体内硒水平和卵巢癌之间存在着一定的关系，且卵巢癌患者的体内硒水平会显著低于健康人群，综合评价等级为 B，说明缺硒的情况下可能会使得卵巢癌的发病概率增大，具体研究证据质量及等级评价见表 2.4.23。

体内硒和卵巢癌之间关系的研究，共计 2 项病例对照研究，均发现体内硒和卵巢癌之间存在一定的关系，见表 2.4.24。

表 2.4.23　体内硒水平与卵巢癌关系的证据体分析

| 内容 | 评级 | 备注 |
| --- | --- | --- |
| 证据等级 | 良 | 2 项病例对照研究 |
| 一致性 | 优 | 2 项病例对照研究均显示卵巢癌患者体内血清硒水平显著低于健康人群体内血清硒水平 |
| 健康影响 | 优 | 2 项病例对照研究均显示卵巢癌患者体内血清硒水平降低，并且与健康人群之间存在显著差异 |
| 研究人群 | 优 | 中国、波兰 |
| 适用性 | 良 | 适用于中国人群，但有个别注意事项 |

1984 年，Sundstrom 等人发表了一项病例对照研究，研究共纳入 40 名卵巢癌患者，其平均年龄为 56.8 岁，并根据年龄、体重以及居住地等条件进行匹配以筛选对照组参与者。采集血液并检测血清硒水平，结果显示，卵巢癌患者体内血清硒平均水平为 0.93 $\mu mol/L$，而对照组为 1.22 $\mu mol/L$，病例组血清硒水平显著低于健康人群，这说明血清硒与卵巢癌的发生发展之间存在一定的关联。

1992 年 7 月—1998 年 7 月，来自安徽医科大学第一附属医院肿瘤内科的林峰等人进行了一项病例对照研究。病例组选取了肿瘤内科卵巢癌住院病人 68 例，平均年龄为 49.5 岁；选取本院医生、护士以及患者家属组成对照组，平均年龄为 50 岁。分别测定其血清硒水平，结果表明卵巢癌患者的血清硒水平为 0.076 $\mu g/mL$，健康对照组的血清硒水平为 0.112 $\mu g/mL$，差异有统计学意义（$P<0.05$）。

表 2.4.24　体内硒水平与卵巢癌关系的研究

| 作者年度 | 研究类型 | 研究方法 | 例数（病例/对照） | 研究对象及年龄 | 结果 | 对危险性的影响（增加/无/保护） |
|---|---|---|---|---|---|---|
| Sundstrom 1984 | 病例对照研究 | 挑选卵巢癌患者，与年龄、体重、居住地匹配的对照组相比，采集静脉血样本并测定硒水平 | 40/40 | 卵巢癌患者（平均年龄56.8岁），对照组（平均年龄56.7岁） | 卵巢癌患者血清硒浓度 0.93±0.04 $\mu mol/L$，明显较对照组 1.22±0.03 $\mu mol/L$ 低（$P<0.001$） | 保护 |
| 林峰 2001 | 病例对照研究 | 从安徽医科大学第一附属医院肿瘤内科选取卵巢癌住院病人，对照组选取本院医生、护士及患者家属，测定血清硒水平 | 68/48 | 中国卵巢癌患者年龄24～75岁，平均年龄49.5岁；对照组年龄24～70岁，平均年龄50岁 | 病例组血清硒水平 0.076±0.013 $\mu g/mL$，对照组血清硒水平 0.112±0.043 $\mu g/mL$，两组之间血清硒水平差异具有统计学意义（$P<0.05$） | 保护 |

## 2. 硒补充与卵巢癌

2004 年，来自波兰斯德丁的波美拉尼亚医学院的 Sieja 等人发表了一项病例对照研究。试验组为 31 例接受化疗的卵巢癌患者，同时服用含硒胶囊；对照组为 31 例未补充硒的卵巢癌患者，分别测量血清硒和头发硒浓度，并进行比较分析。结果显示接受补硒患者的头发硒和血清硒浓度显著高于对照组（$P<0.05$）。

2005 年，来自西安交通大学的轩艳也发表了一项病例对照研究，试验组由卵巢癌患者组成，患者在化疗期间应用 Protecton Zellactiv 胶囊（每 2 粒胶囊含硒酵母 50 mg，即含硒 50 $\mu g$），每日 4 次，每次 2 粒，而对照组则不给予上述胶囊。试验组和对照组患者年龄分别为（49.1±12.9）岁和（52.7±12.6）岁。结果显示补充硒 200 $\mu g/d$ 后，试验组患者发硒和血清硒浓度均显著高于对照组。同时，与应用硒酵母 1 个月的情况相比，经过 2 个月和 3 个月的补硒后，血清硒浓度显著上升，而发硒浓度无显著变化，补硒 2 个月以上可以显著缓解化疗所带来的副作用。

# 硒与乳腺癌

## 一、 什么是乳腺癌

乳腺癌是指在多种致癌因素的作用下，乳腺上皮（导管或小叶上皮）组织发生增殖失控而形成的一种恶性肿瘤。其中大约85％的乳腺癌发生于乳腺导管衬细胞，15％发生于乳腺腺体组织的小叶里。乳腺癌患者99％为女性，1％为男性患者。

目前，乳腺癌的病因尚不清楚，其发生风险随着年龄的增加而增加，45～50岁为高发年龄段。此外，月经初潮年龄早、绝经年龄晚以及晚孕晚育都会导致罹患乳腺癌的风险增加。饮食习惯、生活方式以及遗传因素等都与乳腺癌的发生发展存在一定的关系。研究显示，有乳腺癌家族史的人患乳腺癌的风险是普通人的2～3倍。

乳腺癌是全世界女性发病率第一的肿瘤，据美国肿瘤学会2019年发表的肿瘤统计数据显示，美国2019年的乳腺癌发病率大约为125/10万，2019年美国有27万左右的新发乳腺癌病例，占所有女性肿瘤疾病的30％；同时将有4.2万人左右死于乳腺癌，占所有因癌症死亡人数的15％。

虽然我国乳腺癌发病率低于美国等发达国家，但仍然呈逐年递增的态势。2020年中国女性乳腺癌新发病例约42万，超越肺癌28万，登顶首位。虽然乳腺癌的死亡率近年来有所下降，但是我国乳腺癌所带来的疾病负担和经济负担仍然相当沉重。我国乳腺癌发病呈现一定的区域化，经济发达地区高于不发达地区，城市地区发病率明显高于农村地区。

与女性的其他肿瘤相比，我国乳腺癌的发病率一直都是上升趋势。因此，乳腺癌高危人群以及有乳腺癌家族史的人群要定期体检，以做到早发现、早诊断、早治疗，进而有效预防癌症的发生发展，减轻家庭负担和社会负担。

## 二、 硒与乳腺癌的关系

检索硒与乳腺癌的相关文献，参照世界卫生组织推荐的证据评价方法和标准，对体内硒与乳腺癌关联的文献进行综合评价，而饮食硒摄入量与乳腺癌的关联文献较少，仅对其进行简要描述，结果如下：

### 1. 体内硒与乳腺癌

通过搜索相关的研究并进行综合分析，结果显示血清硒和乳腺癌之间存在着一定的关系，且乳腺癌患者体内的血清硒水平较正常人体内的血清硒水平降低，综合评价等级为B，说明人体内缺硒的情况下会使乳腺癌的发病概率增加，具体的研究质量及等级评价见表2.4.25。

血清硒和乳腺癌之间关系的研究共计有3项，其中2项为meta分析，1项为病例对照研究，均发现人体内血清硒水平和乳腺癌之间存在一定的关系，见表2.4.26。

表 2.4.25　血清硒水平与乳腺癌关系的证据体分析

| 内容 | 评级 | 备注 |
| --- | --- | --- |
| 证据等级 | 良 | 2项meta分析、1项病例对照研究 |
| 一致性 | 优 | 2项meta分析、1项病例对照研究均显示乳腺癌患者体内血清硒水平显著低于健康人群体内血清硒水平 |
| 健康影响 | 优 | 2项meta分析、1项病例对照研究均显示乳腺癌患者体内血清硒水平降低，并且与健康人群之间存在显著差异 |
| 研究人群 | 优 | 中国、韩国、意大利、荷兰、马来西亚 |
| 适用性 | 良 | 适用于中国人群，但有个别注意事项 |

1999年，来自中国台湾高雄医学院医学研究所及医学技术学院的Huang的研究团队发表了一项病例对照试验，研究者们通过筛选共纳入35名乳腺癌女性患者为病例组，平均年龄为48.2±12.1岁；而后通过对年龄、居住地等条件进行匹配随机筛选出35名女性作为对照组，平均年龄为44.5±10.2岁。通过采集血液并进行实验室检测，结果显示乳腺癌患者体内血清硒水平显著低于正常对照组，这说明血清硒与乳腺癌的发生发展存在一定的关系。

2014年，一项meta分析通过检索数据库对纳入的16项研究进行了综合分析，结果显示乳腺癌患者体内的血清硒水平显著低于健康人群。

2021年来自中国南京东南大学的Zhu等人也进行了一项meta分析研究，对纳入的19项研究进行综合分析，也说明了乳腺癌患者体内的血清硒水平显著低于健康人群。

表 2.4.26　血清硒水平与乳腺癌关系的研究

| 作者年度 | 研究类型 | 研究方法 | 例数（病例/对照） | 研究对象及年龄 | 结果 | 对危险性的影响（增加/无/保护） |
| --- | --- | --- | --- | --- | --- | --- |
| Babaknejad 2014 | meta分析（16项病例对照研究） | 从数据库中检索相关原始研究并进行综合分析 | 2 521/3 492 | 乳腺癌患者及健康对照人群 | 随机效应的meta分析结果显示，乳腺癌患者血清硒水平低于健康人群对照组 | 保护 |
| Zhu 2021 | meta分析（18项病例对照研究） | 从数据库中检索相关原始研究并进行综合分析 | 3 374/3 582 | 乳腺癌患者及健康对照人群 | 随机效应的meta分析结果显示，乳腺癌患者血清硒水平低于健康人群对照组 | 保护 |

| 作者<br>年度 | 研究类型 | 研究方法 | 例数<br>(病例/<br>对照) | 研究对象及<br>年龄 | 结果 | 对危险性<br>的影响<br>(增加/<br>无/保护) |
|---|---|---|---|---|---|---|
| Huang<br>1999 | 病例对照研究 | 从中国台湾高雄医学院选取乳腺癌患者作为试验组，健康志愿者作为对照组，检测血清硒水平 | 35/35 | 中国台湾乳腺癌患者（48.2 ± 12.1岁），对照组健康志愿者（44.5±10.2岁） | 结果表明乳腺癌患者血清硒水平明显低于对照组（$P<0.05$） | 保护 |

## 2. 硒补充与乳腺癌

2021年，韩国延世大学食品与营养学系的Lee及其研究团队发表了一项随机双盲的干预试验。研究者们选取29名乳腺癌患者参与此项研究，并将其随机分为2组，15名乳腺癌患者为试验组，14名为对照组，两组平均年龄处于相当水平。试验组患者服用硒补充剂，而对照组则予以安慰剂。经过一段时间的干预后，研究者们发现，试验组患者淋巴水肿等临床体征得到显著改善，且与对照组存在显著差异，结果提示服用硒补充剂可以延缓乳腺癌的病情进展。

# 第五节　硒与免疫性疾病

# 硒与类风湿性关节炎

## 一、什么是类风湿性关节炎

类风湿性关节炎是一种慢性消耗性反复发作的全身性疾病，以侵犯关节为主要特征，早期多呈反复发作的关节肿痛，晚期出现不同程度的关节畸形、强直和骨骼肌萎缩。微量营养素在关节炎中的重要性与它们作为硒酶活化的辅因子的作用有关。饮食干预可以控制类风湿性关节炎的临床症状，如关节疼痛、肿胀和压痛及其随着疾病进展的相关残疾。

类风湿性关节炎是一种普遍存在的慢性炎症性和全身性自身免疫性疾病，伴有免疫功能障碍、自身抗体产生、滑膜炎性增生以及软骨和骨破坏。尽管许多研究报告了类风湿性关节炎进展与遗传因素和环境因素密切相关，但其病因尚未完全了解。通过合理的治疗和管理，大多数患者可以减轻疼痛，改善关节功能，维持良好的生活质量。在患病期间，维持适度的体育锻炼、保持健康的饮食习惯、遵循医生的建议和定期随访都是重要的措施。

## 二、硒与类风湿性关节炎的关系

检索硒与类风湿性关节炎的相关文献，未检索到饮食硒摄入量与类风湿性关节炎的关联文献。参照世界卫生组织推荐的证据评价方法和标准，对体内硒与类风湿性关节炎关联的文献进行综合评价，结果显示血清硒和类风湿性关节炎之间存在一定的关系，2项研究发现类风湿性关节炎患者体内血清硒水平显著低于健康人群，综合评价等级为 B，具体研究证据质量及等级评价见表 2.5.1。

血清硒和类风湿性关节炎之间关系的研究共计 3 项，均为病例对照研究，其中 2 项发现血清硒和类风湿性关节炎之间存在一定的关系，而另一项则表明二者并无相关，见表 2.5.2。

表 2.5.1　血清硒水平与类风湿性关节炎关系的证据体分析

| 内容 | 评级 | 备注 |
|---|---|---|
| 证据等级 | 良 | 3 项病例对照研究 |
| 一致性 | 中 | 2 项病例对照研究显示类风湿性关节炎患者血清硒水平显著低于健康人群，1 项显示无显著相关性 |
| 健康影响 | 中 | 2 项病例对照研究显示类风湿性关节炎患者体内血清硒水平降低，且与健康人群之间存在显著差异 |
| 研究人群 | 优 | 中国、伊朗、美国 |
| 适用性 | 良 | 适用于中国人群，但有个别注意事项 |

O'Dell 等于 1991 年收集内布拉斯加大学医学中心和附属风湿病门诊患者的血清样本，并选取正常健康者为对照。结果发现，血清阳性类风湿性关节炎患者的血清硒浓度低于无风湿性疾病的健康对照（$P=0.005$），这也为硒治疗类风湿性关节炎提供了证据。

2016 年，为探究硒是否与类风湿性关节炎有关，有研究纳入了 110 例类风湿性关节炎患者和 100 名性别和年龄匹配的健康志愿者，测定所有受试者的血清硒浓度，结果显示患者血清硒浓度显著低于健康组。

2023 年，Yang 等在研究中纳入了 4 200 名受试者（525 名骨关节炎患者、213 名类风湿性关节炎患者和 3 462 名非关节炎患者），然而 3 组血清硒水平无差异（$P>0.05$）。

表 2.5.2　血清硒水平与类风湿性关节炎关系的研究

| 作者年度 | 研究类型 | 研究方法 | 例数（病例/对照） | 研究对象及年龄 | 结果 | 对危险性的影响（增加/无/保护） |
|---|---|---|---|---|---|---|
| O'Dell 1991 | 病例对照研究 | 选取内布拉斯加大学医学中心及其附属诊所风湿病门诊的风湿性关节炎患者作为试验组，健康志愿者作为对照组，对血清样本进行硒水平检测 | 101/29 | 类风湿性关节炎患者及正常对照者 | 101 例血清阳性类风湿关节炎患者血清硒浓度明显低于 29 例正常人 | 保护 |
| Sahebari 2016 | 病例对照研究 | 从伊朗呼罗珊-拉扎维省马什哈德市风湿病研究中心（RDRC）招募类风湿性关节炎患者作为试验组，从居住在同一社区的患者亲属和医务人员中招募健康志愿者作为对照组，检测血清硒水平，分析其与疾病活动度评分之间关系 | 110/100 | 110 名类风湿性关节炎患者及 100 名性别和年龄匹配的健康志愿者 | 与健康组相比，患者血清硒浓度显著降低 | 保护 |

| 作者年度 | 研究类型 | 研究方法 | 例数（病例/对照） | 研究对象及年龄 | 结果 | 对危险性的影响（增加/无/保护） |
|---|---|---|---|---|---|---|
| Yang 2023 | 病例对照研究 | 根据国家健康和营养调查（NHANES）的数据，对 2011—2016 年 4 200 名成年人的血清硒浓度进行了检查，并将其分为骨关节炎患者、类风湿性关节炎患者和正常人群，分析硒摄入量、血清硒与骨关节炎、类风湿性关节炎风险的潜在关联 | 525/213/3 462 | 2011—2016 年 4 200 名成年人（包括骨关节炎患者、类风湿性关节炎患者和正常人群） | 血清硒水平在三组间无显著性差异 | 无 |

# 硒与系统性红斑狼疮

## 一、 什么是系统性红斑狼疮

系统性红斑狼疮是一种伴有慢性炎症的自身免疫性疾病。与其他器官靶向自身免疫性疾病不同，这种疾病会引起异质性的临床表现，对于严重病例更可能会致命。系统性红斑狼疮的发病机制尚待深入研究，目前认为是遗传、表观遗传、免疫、代谢、雌激素和环境因素等多因素综合作用的结果。

全球系统性红斑狼疮患病率达 43.7/10 万，且发病率逐年上升。新数据表明，系统性红斑狼疮的患病率随着时间的推移而上升。除了种族和环境等已知因素外，不同的饮食习惯和生活方式也导致了发达国家和发展中国家系统性红斑狼疮及其并发症的发病率不一致但不断上升。

系统性红斑狼疮早期诊断和治疗至关重要，以控制炎症反应、减轻症状、预防并发症和保护受累器官。治疗方案通常包括药物治疗（如非甾体消炎药、糖皮质激素和免疫抑制剂）以及生活方式管理（如避免紫外线暴露、良好的营养、适度的运动和减轻压力）等。积极治疗和改善生活方式可以帮助患者更好地管理疾病，并提高生活质量。

## 二、 硒与系统性红斑狼疮的关系

检索硒与系统性红斑狼疮的相关文献，未检索到饮食硒摄入量与系统性红斑狼疮的关联文献。体内硒与系统性红斑狼疮的关联文献较少，对其进行简要描述，结果如下：

2023 年，Wang 等发表了一项基于病例对照研究的 meta 分析，7 篇文章涉及 709 名受试者被纳入 meta 分析，研究显示硒水平与系统性红斑狼疮暂无显著性差异（SMD＝－0.251；95% $CI$：－1.087～0.586；$P$＝0.557）。这项 meta 分析结果提示硒与系统性红斑狼疮可能无关。

## 第六节　硒与呼吸系统疾病

# 硒与流感

## 一、什么是流感

流感，也称为季节性流感或简称为"感冒"，是由流感病毒引起的呼吸道传染病。与普通感冒相比，流感的症状通常更加严重且持续时间更长。

流感病毒通过空气中的飞沫进行传播，当患者咳嗽、打喷嚏或说话时，会释放出携带流感病毒的飞沫。周围的人在吸入患者呼出的空气或接触被病毒污染的物体上的病毒后，可能会感染流感。

每年，根据不同的地区和季节，流感病毒的流行情况可能有所不同。为了预防流感，重要的措施包括接种流感疫苗、保持良好的个人卫生习惯（如勤洗手、避免与流感患者密切接触等）以及避免前往人多拥挤的地方。接种流感疫苗可以在一定程度上预防流感的发生，然而流感病毒极易发生变异，这就导致了人们需要每年都接种流感疫苗。如果人感染了流感病毒，应该遵循医生的建议，休息、补充水分、吃清淡易消化的食物，并避免接触其他人，以降低传播风险。

## 二、硒与流感的关系

检索硒与流感的相关文献，体内硒、饮食硒摄入量与流感的关联文献较少，分别对其进行简要描述，结果如下：

### 1. 体内硒与流感

2013 年，Erkekoǧlu 等人调查了 2009—2010 年大流行期间 H1N1 感染儿童的血浆和红细胞硒水平、硒酶活性和其他氧化/抗氧化参数。与对照组相比，研究者观察到 H1N1 感染儿童的 C 反应蛋白水平显著增加（245%），血浆和血细胞中的硒和硒蛋白含量显著减少（均为 11%）。此外，红细胞过氧化氢酶（CAT，38%）、总超氧化物歧化酶（SOD，42%）和谷胱甘肽 S-转移酶（GST，19%）活性以及红细胞总谷胱甘肽（GSH，

18%）、血浆 GSH（10%）浓度显著降低，而血浆脂质过氧化水平（27%）明显升高。研究结果表明，在 H1N1 流感中，硒依赖性和不依赖性的血液氧化还原系统下调，这些发现强调了硒作为有效的氧化还原调节剂的关键作用，以及硒在传染病中的重要性，特别是在 H1N1 流感中。

## 2. 硒补充与流感

1999 年 Girodon 等人发表了在法国开展的一项随机、双盲、安慰剂对照干预试验，老年参与者平均年龄为 83.9 岁，在基线时血浆硒浓度低，在接种完流感疫苗后每天补充 100 $\mu$g 硒和 20 mg 锌，持续 15～17 个月，发现低剂量地补充硒和锌能够通过增加体液应答改善机体免疫反应。

2017 年 Ivory 等人在英国发表了一项随机、双盲、安慰剂对照临床试验，在血浆硒水平＜110 ng/mL 的 6 组年龄 50～64 岁的个体中进行。4 组每天服用含有 SeMet 的酵母基质片剂（SeY），剂量分别为 0 $\mu$g Se/d（SeY - 0/d；n＝20）、50 $\mu$g Se/d（SeY - 50/d；n＝18）、100 $\mu$g Se/d（SeY - 100/d；n＝21）和 200 $\mu$g Se/d（SeY - 200/d；n＝23）。2 组每周给予 3 次不同含硒量洋葱（SeO）制备的测试餐，其中硒含量分别为小于 1 $\mu$g Se/d（SeO - 0/d；n＝17）和 50 $\mu$g Se/d（SeO - 50/d；n＝18）。在第 10 周接种流感疫苗，并在第 12 周前对免疫参数进行评估。结果显示接种流感疫苗前，SeY 可增加血液中 Tctx-ADCC 细胞数量（214%，SeY - 100/d）。体内受到流感攻击后，SeY 呈剂量依赖性促进 T 细胞增殖（500%，SeY - 50/100/200/d）以及 IL - 8（169%，SeY - 100/d）、IL - 10（317%，SeY - 200/d）的分泌。然而，CD8 细胞的颗粒酶 B 含量较低（55%，SeY - 200/d），这与上述的积极影响形成鲜明对比。SeO（SeO - 50/d）也能促进疫苗接种后 T 细胞的增殖、IFN - $\gamma$（289%）和 IL - 8（139%）的分泌，增加了 CD8 细胞的颗粒酶（209%）和穿孔素（190%）含量，但是也抑制了 TNF - $\alpha$ 的合成（42%）。因此，补充硒可能对细胞免疫产生有益和有害的影响，这些影响很大程度上取决于硒的形式和补充剂量。

# 硒与肺炎

## 一、肺炎

肺炎是一种常见且严重的呼吸系统感染，其特征是肺部组织的炎症和肺泡的感染。肺炎不仅影响着全球范围内的人群健康，还是导致死亡的主要原因之一。

肺炎的病因包括细菌、病毒、真菌和寄生虫。细菌感染最常见，病原体有肺炎球菌、流感嗜血杆菌和卡他莫拉菌等。病毒性肺炎主要由流感病毒、冠状病毒（如新型冠状病毒）和呼吸道合胞病毒等引起。真菌和寄生虫引起的肺炎比较少见，多发生在免疫系统受损的人群中。

肺炎的典型症状包括发热、咳嗽、咳痰、胸痛、气促和乏力等。其他一些症状可能还包括头痛、肌肉疼痛和食欲不振。严重的肺炎病例可能伴有呼吸困难、脉搏加快、意识模糊和唇周发绀等。肺炎症状的严重程度受多种因素影响，包括病原体类型、个体健康状况和免疫功能等。

肺炎是全球范围内导致疾病和死亡的主要原因之一。根据世界卫生组织的数据，每年约有 2 500 万人患上肺炎，其中约 100 万人因此丧生。尤其是对于儿童和老年人来说，肺炎是一个严重的威胁，是导致儿童死亡的主要原因之一。

肺炎的预防和控制是减少疾病负担和提高公共卫生水平的关键措施。通过接种疫苗、保持良好的个人卫生习惯、避免接触患者和控制环境因素等措施，可以有效降低肺炎的传播和发病风险。此外，早期诊断和及时治疗也至关重要，能够减少并发症的发生、降低死亡率，并提高患者的康复率。

## 二、硒与肺炎的关系

检索硒与肺炎的相关文献，参照世界卫生组织推荐的证据评价方法和标准，对体内硒与肺炎关联的文献进行综合评价，结果如下：

### 1. 体内硒与肺炎

通过搜索相关研究并进行综合分析，结果显示体内硒和肺炎之间存在一定的关系，且肺炎患者体内硒水平显著低于健康人群，综合评价等级为 B。具体研究证据质量及等级评价见表 2.6.1。

血清硒和肺炎之间关系的研究共计 5 项，其中 2 项为 meta 分析、3 项为病例对照研究，除 1 项 meta 分析发现血硒与肺炎感染风险之间没有明显的关联外，其余研究均发现体内硒和肺炎之间存在一定的关系，见表 2.6.2。

表 2.6.1　体内硒水平与肺炎关系的证据体分析

| 内容 | 评级 | 备注 |
|------|------|------|
| 证据等级 | 良 | 2 项 meta 分析、3 项病例对照研究 |
| 一致性 | 良 | 1 项 meta 分析、3 项病例对照研究显示肺炎患者体内硒水平显著低于健康人群，1 项 meta 分析发现血硒与肺炎感染风险之间没有明显的关联 |
| 健康影响 | 良 | 1 项 meta 分析、3 项病例对照研究显示肺炎患者体内硒水平降低，且与健康人群之间存在显著差异 |
| 研究人群 | 优 | 中国、欧洲 |
| 适用性 | 优 | 适用于中国人群 |

1997 年崔红等人的研究发现，肺炎患儿血浆和白细胞中硒含量及 GSH-Px 活性均有不同程度的降低，尿中硒含量则有所增加，提示硒的营养状态与小儿肺炎的发生和发展有一定的关系。

2004 年，肖满田等人选取符合支原体肺炎诊断标准的患儿和同期健康儿童各 50 例，取血液标本进行血硒、血锌、血钙含量测定，结果表明支原体肺炎患儿组血硒含量明显低于健康儿童对照组，低血硒致免疫功能紊乱，肺炎支原体感染后可产生血清特异性 IgM、IgG 及 IgA，但体液保护作用不完全，低血硒易诱发支原体肺炎。

2017 年，有研究选择 84 例支原体肺炎患儿，其中急性期组 48 例、恢复期组 36 例，并选择同期对照组 40 例健康儿童，检测 3 组血清硒、一氧化氮水平，发现支原体肺炎病情严重程度与血硒水平呈负相关。

2023 年，一项 meta 分析通过检索数据库，对纳入的 11 篇文献进行综合分析，结果显示健康个体的血液硒水平显著高于新冠感染患者。同年，一篇孟德尔随机化研究检索英国生物样本库和 FinnGen 的数据，评估了血液中硒水平对三种肺炎感染风险的影响，结果显示血硒与肺炎感染风险之间没有明显的关联。

血硒含量与肺炎风险的关系可能并不是简单的线性关系，影响因素较为复杂。肺炎患者的血液硒含量较低可能反映了某些特定的生理或病理状态，但这并不意味着硒的缺乏直接导致了感染的发生，而可能是感染或炎症状态对硒代谢的影响。

表 2.6.2 体内硒水平与肺炎关系的研究

| 作者年度 | 研究类型 | 研究方法 | 例数（病例/对照） | 研究对象及年龄 | 结果 | 对危险性的影响（增加/无/保护） |
|---|---|---|---|---|---|---|
| 代丽 2017 | 病例对照研究 | 选择 84 例支原体肺炎患儿（急性期组 48 例、恢复期组 36 例），对照组 40 例健康儿童，检测 3 组血清硒、一氧化氮水平 | 84/40 | 急性期组（7.3±1.7 岁），恢复期组（7.5±1.5 岁），对照组（7.6±1.6 岁） | 对照组血硒水平高于恢复期组与急性期组（$P<0.05$），恢复期组血硒水平高于急性期组（$P<0.05$） | 保护 |
| 肖满田 2004 | 病例对照研究 | 选取符合支原体肺炎诊断标准的患儿和同期健康儿童，测定血硒含量，分析比较两组差异 | 50/50 | 支原体肺炎患儿及正常对照者，年龄 1～14 岁 | 支原体肺炎患儿组血硒含量（0.0462±0.0249）$\mu$g/mL，明显低于健康儿童对照组（0.071±0.0251）$\mu$g/mL，有极显著差异（$P<0.001$） | 保护 |

| 作者年度 | 研究类型 | 研究方法 | 例数（病例/对照） | 研究对象及年龄 | 结果 | 对危险性的影响（增加/无/保护） |
|---|---|---|---|---|---|---|
| 崔红 1997 | 病例对照研究 | 选取小儿肺炎患者和同期健康儿童为研究对象，测定健康儿童以及肺炎患儿极期和恢复期血浆、白细胞和尿液中硒含量，并进行比较分析 | 57/85 | 小儿肺炎患者（2个月～11岁），同期健康儿童（1～10岁） | 与正常对照组相比，肺炎患儿极期血浆硒水平下降，尿硒增多；血和白细胞 GSH-Px 活性均减少。恢复期除尿硒仍高于正常组外，其余均差异不明显。两期患儿比较，极期白细胞硒、血浆和白细胞 GSH-Px 活性均低于恢复期 | 保护 |
| Flatby 2023 | meta 分析：孟德尔随机化研究 | 使用了来自英国生物样本库和 FinnGen 的数据，进行了孟德尔随机化（MR）分析，以评估血液中8种微量营养素（铜、铁、硒等）水平对三种感染（胃肠道感染、肺炎和尿路感染）风险的影响 | 16 588/622 125 | 来自英国生物样本库和 FinnGen 的欧洲肺炎病例及健康人群 | 血硒与肺炎感染风险之间没有明显的关联 | 无 |
| Roldán-Bretón 2023 | meta 分析 | 使用 MeSH 关键词/术语检索了 PubMed 和 ScienceDirect 数据库中的论文，纳入 11 篇有关血清硒水平在新冠感染和进展中的作用的研究 | 2 158/286 | 新冠感染患者与健康人群对照 | 与新冠感染患者相比，健康人群的硒水平更高（6项研究，随机效应 MD：总体效应检验 $Z=3.8$（$P=0.001$），$97\%CI$：$28.36$（$11.41～45.31$），$P<0.000\ 01$），但与轻度、中度或重度病例的严重程度相比没有差异 | 保护 |

## 2. 硒补充与肺炎

较少研究调查补充硒对肺炎的影响，2005 年，肖满田等人为了研究锌硒宝治疗肺炎支原体肺炎（MP）患儿血清 IgGI、gAI、gM、C3、C4 含量的变化，收集 1～7 岁 MP 患儿 80 例，随机分为治疗组、对照组各 40 例。两组均采用红霉素及对症治疗，治疗组同时加用锌硒宝。结果治疗组治疗后 IgGI、gA 明显升高，与对照组有显著差异（P<

0.05）；治疗组治疗前后 IgM、C3、C4 与对照组无明显差异（$P>0.05$）。研究表明锌硒宝对 MP 患儿有明显提高免疫力作用，硒和红霉素对治疗 MP 可能存在协同功能。

Manzanares 等人在多学科大学医院重症监护病房进行的前瞻性、安慰剂对照、随机、单盲Ⅱ期研究。两组 35 名全身炎症反应综合征（SIRS）患者，年龄>18 岁，随机接受安慰剂或静脉注射亚硒酸盐，推注负荷剂量为 2 000 $\mu g$ 硒，然后每天连续输注 1 600 $\mu g$ 硒，持续 10 天。监测医院获得性肺炎，包括呼吸机相关性肺炎（VAP）、不良事件和其他安全参数作为次要终点。结果发现亚硒酸盐组早期 VAP 率较低（6.7%<37.5%，$P=0.04$），ICU 出院后医院获得性肺炎发生率较低（$P=0.03$）。大剂量胃肠外亚硒酸盐可显著提高硒状态，改善疾病严重程度，并降低医院获得性肺炎的发病率，包括 ICU 中 SIRS 患者的早期 VAP。

硒补充可能通过增强免疫功能、减少氧化应激和改善肺部健康来对肺炎产生潜在的正面影响。然而，关于硒补充在肺炎管理中的确切作用，仍需更多的临床研究来确认其效果及机制。

# 硒与哮喘

## 一、什么是哮喘

哮喘是一种常见的慢性呼吸系统疾病，其特征是气道的慢性炎症和气道高反应性，导致反复发作的喘息、呼吸困难、咳嗽和胸闷。哮喘的病因是多样的，涉及遗传、环境和免疫因素。遗传因素在哮喘的发病中起到一定的作用，家族史是一个重要的风险因素。环境因素包括气候、空气污染、室内过敏原和呼吸道感染等，都可能触发哮喘发作。免疫系统异常也与哮喘的发病有关，特别是过度敏感的免疫反应。

哮喘是全球最常见的慢性呼吸系统疾病之一，影响着数亿人的健康。据世界卫生组织估计，全球有 3.36 亿人患有哮喘。它不仅在儿童中常见，也是成人中常见的慢性疾病之一。哮喘不仅造成了病痛和痛苦，还对患者的生活质量和日常活动产生了负面影响。

对于哮喘的管理，既包括长期控制治疗，也包括急性发作时的缓解治疗。长期控制治疗旨在减少症状和防止哮喘发作的发生，主要通过使用吸入性类固醇和长效 $\beta_2$ 受体激动剂来实现。急性发作时的缓解治疗包括使用急性支气管扩张剂，以快速缓解症状和改善呼吸功能。

## 二、 硒与哮喘的关系

检索硒与哮喘的相关文献，参照世界卫生组织推荐的证据评价方法和标准，对体内硒与哮喘关联的文献进行综合评价，而饮食硒摄入量与哮喘的关联文献较少，仅对其进行简要描述，结果如下：

### 1. 体内硒与哮喘

通过搜索相关的研究并进行综合分析，结果显示体内硒与哮喘之间不存在关联性，但可能会预防儿童哮喘的发生，综合评价等级为 C，说明儿童缺硒可使哮喘的发病概率增大，具体研究质量及等级评价见表 2.6.3。

体内硒和哮喘之间关系的研究共计有 6 项，均为病例对照研究，发现成人体内硒含量与哮喘之间不存在一定的关系，见表 2.6.4。

表 2.6.3　体内硒水平与哮喘关系的证据体分析

| 内容 | 评级 | 备注 |
| --- | --- | --- |
| 证据等级 | 良 | 6 项病例对照研究 |
| 一致性 | 良 | 5 项病例对照研究显示成年哮喘患者体内硒水平与正常人群相比并无区别 |
| 健康影响 | 差 | 5 项病例对照研究显示成年哮喘患者和非哮喘患者受试者的体内硒水平相同 |
| 研究人群 | 中 | 波兰、芬兰、英国、欧洲、尼日利亚 |
| 适用性 | 中 | 适用于中国时有许多注意事项 |

多项病例对照研究表明，成年哮喘患者体内血清硒水平与正常人群相比并无区别。2016—2017 年期间，Laustsen 等人收集了格陵兰岛 324 名海产品加工工人的数据，包括问卷回答、肺活量测定、皮肤点刺试验和血清硒水平，发现平均血清硒水平为 96.2 $\mu g$/L，非吸烟者和居住在定居点的工人的血清硒水平较高，患有哮喘的工人的血清硒水平与非哮喘患者的血清硒水平没有显著差异，但是发现血清硒水平与用力肺活量（FEV）之间存在正相关。

Bishopp 等人招募了 60 名受试者（30 名患有严重哮喘；15 人患有轻度哮喘；15 名健康对照者），发现维生素 A 和维生素 E 随着疾病严重程度的增加而增加，维生素 E 水平显著增加（分别为 $P=0.07$ 和 $P<0.001$）。两组之间铜（$P=0.37$）、锌（$P=0.97$）或硒（$P=0.90$）的含量没有显著差异。与健康对照组相比，并没有观察到严重哮喘或轻度哮喘者中微量元素（铜、硒、锌）缺乏的证据。Ariaee、Flatt 以及 Burney 三人的研究也均没有观察到哮喘受试者和对照受试者之间在血清硒水平上的差异。

Oluwole 等人招募年龄 13～14 岁的青少年受试者，在哮喘病例和对照组中测定 30 种微量营养素的血清浓度水平，发现哮喘患儿血浆锰、钙和白蛋白水平降低，但硒水平升高。

关于哮喘与硒之间的关系长期以来备受争议，尽管在成年人群中血清硒水平与哮喘并无显著关联，但却在儿童中体现出相关性，可能作为儿童哮喘的保护因素。哮喘的发生与体内氧化应激水平的升高密切相关。然而，硒被认定为一种有效的膳食抗氧化剂，在调节哮喘相关的炎症和免疫反应方面起着关键作用。因此，在儿童气道发育阶段，维持体内硒水平尤为重要。这也意味着在哮喘病理发展的过程中，儿童时期的硒水平显得比成人时期更为关键。

表 2.6.4　体内硒水平与哮喘关系的研究

| 作者年度 | 研究类型 | 研究方法 | 例数（病例/对照） | 研究对象及年龄 | 结果 | 对危险性的影响（增加/无/保护） |
|---|---|---|---|---|---|---|
| Laustsen 2021 | 病例对照研究 | 检测格陵兰海产品加工工人的血清硒，与前几十年记录的水平进行比较，并确定血清硒是否与哮喘或肺功能有关 | 76/258 | 哮喘患者及正常对照患者 | 哮喘患者和非哮喘患者受试者的血清硒水平相同 | 无 |
| Bishopp 2017 | 病例对照研究 | 比较严重哮喘患者、轻度哮喘患者和健康对照者的呼气一氧化氮分数、呼气冷凝物亚硝酸盐/硝酸盐、肺活量测定、血清维生素和微量元素（铜、硒和锌）差异 | 30/15/15 | 重度哮喘患者（平均年龄 41.4 岁），轻度哮喘患者（平均年龄 34.6 岁）及健康对照者（平均年龄 37.6 岁） | 随着哮喘严重程度的增加，各组间铜（$P=0.37$）、锌（$P=0.97$）和硒（$P=0.90$）水平无显著差异 | 无 |
| Ariaee 2016 | 病例对照研究 | 纳入了 49 名年龄在 10～50 岁的中度或重度哮喘患者和 24 名健康对照者。在收集人口统计学数据和进行临床评估后，测定受试者血清硒浓度 | 49/24 | 哮喘患者及健康对照者（10～50 岁） | 哮喘患者血清硒浓度低于健康对照组，但差异不显著 | 无 |
| Flatt 1990 | 病例对照研究 | 检测哮喘患者和对照受试者全血和血浆硒浓度以及谷胱甘肽过氧化物酶活性 | 56/59 | 哮喘患者（年龄 15～62 岁）及非哮喘对照者（年龄 18～61 岁） | 哮喘患者的全血硒浓度和谷胱甘肽过氧化物酶活性显著低于对照组，但在血浆中硒浓度或谷胱甘肽过氧化物酶活性的测量中无显著差异 | 无 |

续表

| 作者年度 | 研究类型 | 研究方法 | 例数（病例/对照） | 研究对象及年龄 | 结果 | 对危险性的影响（增加/无/保护） |
|---|---|---|---|---|---|---|
| Oluwole 2014 | 病例对照研究 | 测定了哮喘患者和对照组血清中 12 种微量营养素的浓度水平 | 37/30 | 哮喘患者及正常对照人群（13～14 岁） | 哮喘患者血清中硒水平为 76.1±14.9 μg/L，而对照组仅 63.3±26.8 μg/L | 增加 |
| Burney 2008 | 病例对照研究 | 欧洲组织了一项多中心病例对照研究，以评估血浆硒与哮喘的关系 | 569/576 | 哮喘患者及正常对照患者（31～37 岁） | 这项研究不支持硒在预防哮喘方面的作用 | 无 |

## 2. 硒补充与哮喘

一项来自欧洲的双盲随机对照试验显示，24 名患有内源性哮喘的患者在经过 14 周每天补充 100 μg 亚硒酸钠后，血清硒和血小板谷胱甘肽过氧化物酶活性对比安慰剂组均有明显增加，同时伴有 5 μmol/L 二磷酸腺苷诱导的不可逆血小板聚集显著减少，而安慰剂组未观察到这些参数的显著变化。此外，与安慰剂组相比，补充硒组在对每位患者进行的综合临床评估方面有显著的临床改善。

一项来自 Shaheen 的成人哮喘补充硒的随机、双盲、安慰剂对照试验显示，197 名参与者被随机分配接受高硒酵母制剂（每天 100 μg）和安慰剂（仅酵母），为期 24 周。治疗结束后，结果显示积极治疗组的基线对比试验结束之后，血浆硒增加了 48%，但安慰剂组没有变化。积极治疗组的哮喘相关生活质量评分比安慰剂组改善的更多，但两组评分的差异并不显著 [−0.05（95%CI：−0.19～0.09）；$P=0.47$]。与安慰剂相比，补充硒与肺功能、哮喘症状评分、峰流量和支气管扩张剂的任何显著改善无关。

# 硒与肺纤维化

## 一、 什么是肺纤维化

肺纤维化是一种严重的呼吸系统疾病，其特征是肺部组织的瘢痕化或纤维化，导致气体交换受阻和肺功能丧失。肺纤维化通常是一种进行性疾病，患者的肺组织逐渐受损并丧失弹性，严重影响患者的呼吸功能和生活质量。

肺纤维化的病因多种多样，常见的包括环境因素、药物暴露、遗传因素以及自身免疫疾病等。长期暴露于有害物质（如石棉、硅尘、有机尘、某些药物）是导致肺纤维化的主要环境因素之一。药物暴露也可能引起肺纤维化，例如某些抗生素、抗癌药物和心脏病药物。遗传因素在肺纤维化的发病中起到一定作用，特定基因的突变可能使个体对纤维化的发展更为易感。此外，某些自身免疫性疾病（如类风湿性关节炎、系统性红斑狼疮）也与肺纤维化的发生有关。

肺纤维化是全球范围内的重大健康问题，影响着数百万人的生活。根据世界卫生组织的数据估计，全球每年发生约300万例肺纤维化。它不仅导致患者的生活质量下降，还是导致死亡的重要原因之一。

提高公众对肺纤维化的认识和了解，是预防和控制这一疾病的关键。通过健康教育，可以帮助公众了解肺纤维化的病因、症状和治疗方法，促进早期筛查和及时诊断。此外，加强环境监测和控制有害物质的暴露，可以减少肺纤维化的发病率。通过健康促进和预防措施的实施，可以降低肺纤维化的患病风险，减轻个人和社会的健康负担。

## 二、 硒与肺纤维化的关系

检索硒与肺纤维化的相关文献，体内硒、饮食硒摄入量与肺纤维化的关联文献较少，分别对其进行简要描述，结果如下：

### 1. 体内硒与肺纤维化

史志澄针对我国煤工尘肺肺纤维化的患者血清铜、锌和血、尿硒含量变化的观察显示，Ⅲ期患者血硒含量有明显降低，尿硒排出增高。结果显示，煤工尘肺患者，特别是晚期患者适当补充锌和硒有助于提高机体防御机能，增强抵抗力，延缓肺纤维化的发展。

Neve 在20名7～19岁的囊性肺纤维化儿童中测量了血浆和红细胞锌、铜和硒。结果显示，肺纤维化组儿童的平均血浆和红细胞硒水平显著低于相同年龄匹配对照组。

总的来说，硒与肺纤维化之间存在着一定的关系。肺纤维化患者与正常人群相比，体内硒含量更低。通过膳食或营养补充剂提高硒摄入量可以显著预防肺纤维化的发生，同时常规治疗联合硒补充也能发挥更好的效果。

### 2. 硒补充与肺纤维化

2014—2018年邹振武在恩施土家族苗族自治州中心医院选择了急诊中心收治的百草枯中毒肺纤维化患者106例，对照组采用常规治疗方法，试验组在对照组基础上加用硒酵母片治疗，连用14天。随后比较两组患者入院时口服百草枯剂量、APACHE Ⅱ评分及服毒至入院时间，随后采用双抗夹心 ELISA 监测两组第 1、3、5、7、14 天血清中 KL-6、IL-8 水平，并采用高分辨率 CT 对两组第 1、3、5、7、14 天的肺纤维化进展程度进行评分。结果显示，对照组与治疗组在口服百草枯剂量、APACHE Ⅱ评分以及服毒至入院时间方面差异无统计学意义（$P>0.05$）；两组在病死率上差异无统计学意义（$P>0.05$），但在生存时间上治疗组与对照组比较差异具有统计学意义（$P<0.05$）；治疗组血清中 KL-6、IL-8 水平均显著低于同期对照组（$P<0.05$）；高分辨率 CT 结果显示，治疗组患者肺纤维化程度较对照组明显减轻（$P<0.05$）。因此可以得出硒酵母片能够降低血清中 KL-6、IL-8 的水平，进而延缓百草枯中毒患者肺纤维化的进程，但并未改变百草枯患者的生存及预后。

根据相关文献结果显示，补充硒在一定程度上可以改善肺纤维化程度。通过补充硒可以在一定程度上延缓肺纤维化的进程。

# 硒与慢性阻塞性肺气肿

## 一、什么是慢性阻塞性肺气肿

慢性阻塞性肺气肿（COPD），简称慢阻肺，是一种肺部疾病，其特征是持续存在的气流受限和相应的呼吸系统症状。慢阻肺临床上很容易被忽视，但对患者的健康和生活质量有重要影响。

慢阻肺的发病机制复杂，由多种因素共同作用。长期吸入有害物质（如尘埃、化学物质、气体）是导致慢性阻塞性肺气肿的主要环境因素之一。长期的有害物质暴露会导致肺部组织的炎症反应和纤维化，最终损害肺组织的弹性和气体交换功能。遗传因素也在慢阻肺的发病中发挥作用，特定基因的突变会增加肺部炎症和纤维化的风险。此外，长期使用某些药物（如某些抗生素、抗癌药物和抗结核药物）也可能导致慢阻肺的发生。

慢阻肺的治疗目标是减缓疾病的进展、缓解症状并提高生活质量。治疗的策略包括药物治疗、氧疗、康复护理和疫苗接种等。药物治疗主要包括支气管扩张剂、免疫抑制剂和抗感染药物等，用于缓解呼吸困难、减轻炎症以及预防或治疗感染。氧疗可以帮助改善氧合不足，缓解呼吸困难。康复护理方面，慢性阻塞性肺气肿患者可以通过运动训练、营养支持和呼吸治疗等综合措施，提高肺功能和生活质量。另外，疫苗接种，如流感疫苗和肺炎球菌疫苗，有助于预防慢阻肺患者并发症的发生。

慢阻肺对患者健康和生活质量的影响不容忽视，对于慢阻肺的治疗在公共卫生领域十分重要，主要体现在以下几个方面：

（1）全球范围内的流行病：慢阻肺是一个全球性的公共卫生问题，其发病率和疾病负担逐年增加。根据世界卫生组织的数据，全球约有 1.4 亿人患慢阻肺。慢阻肺在公共卫生中的重要性不容忽视。慢阻肺对个人、家庭和社会经济都产生了巨大负担。

（2）对患者的影响：慢阻肺严重影响患者的生活质量。患者呼吸困难和乏力会限制他们的日常活动能力，影响工作和生活。慢阻肺患者往往需要持续的药物治疗和医疗监护，增加了医疗费用和负担。同时，慢阻肺的症状和并发症还给患者和家庭带来了心理和经济压力。

（3）社会经济负担：慢阻肺对个人、家庭和社会经济都带来了重大负担。患者需要长期的药物治疗和医疗监护，增加了医疗费用和药物费用。此外，慢阻肺导致患者往往无法工作，甚至可能导致失业，给患者和家庭的经济状况造成了很大的困扰。对于社会经济而言，慢阻肺也增加了医疗资源的压力，增加了健康保险的支出，同时也限制了患者对社会的贡献。

（4）健康教育和预防的重要性：加强对慢阻肺的健康教育和预防措施的实施，可帮助公众更好地了解慢阻肺的危险因素、预防方法和早期诊断。通过提高公众对慢阻肺的认识，可以促进早期筛查和及时治疗，降低慢阻肺的发病率和疾病负担。此外，加强对有害物质暴露的监测和控制，也是防止慢阻肺发生和发展的重要措施。

（5）科学研究的重要性：进一步的科学研究有助于了解慢阻肺的病因、发病机制和疾病进展规律。通过深入研究慢阻肺的早期诊断方法和有效的治疗策略，可以减轻疾病的严重程度和发展速度，提高患者的生活质量。此外，对慢性非阻塞性肺气肿的相关研究，也对于其他慢性呼吸系统疾病的防治具有重要的借鉴意义。

综上所述，慢阻肺是一种对个体和社会经济均具有重要影响的肺部疾病。通过加强健康教育和预防措施，以及进行相关科学研究，可以减轻慢阻肺的发病率和负担，改善患者的生活质量，提高公众的健康水平。

## 二、 硒与慢性阻塞性肺气肿的关系

检索硒与慢阻肺的相关文献，体内硒、饮食硒摄入量与慢阻肺的关联文献较少，分别对其进行简要描述，结果如下：

### 1. 体内硒与慢性阻塞性肺气肿

Agler 的一项关于慢性阻塞性肺疾病中维生素 E 和硒反应基因的差异表达的研究显示，基于发现的全基因组表达分析将中度、重度和极重度慢阻肺（GOLD II‐IV）患者与轻度和高危/正常（GOLD 0‐I）患者进行了比较。对 109 个基因的假设驱动分析发现 16 个基因根据疾病严重程度差异表达，包括 6 个硒反应基因（倍数变化范围 −1.39～2.25）、4 个慢阻肺相关基因。这在一定程度上表明，慢阻肺患者的相关硒反应基因存在一定程度的差异，这有可能导致体内硒含量的差异。

美国第三次全国健康和营养检查调查数据显示，调查者对 18 162 名年龄≥17 岁的居民进行了抗氧化剂对第一秒用力呼气容积的影响检测，结果发现，在健康的一般人群样本中，硒水平与肺功能呈正相关，更高水平的抗氧化营养素与更好的肺功能有关。

### 2. 硒补充与慢性阻塞性肺气肿

Isbaniah 的一项关于紫锥菊与锌、硒、维生素 C 一起缓解慢性阻塞性肺疾病的恶化的随机对照试验中，研究者总共招募了 108 名男性急性上呼吸道感染的 COPD 患者，平均年龄为 65.8 岁（40～81 岁）。患者服用环丙沙星 7 天，每天额外服用一片紫锥菊、紫锥菊加锌、硒和抗坏血酸或安慰剂，直至第 14 天。治疗前后测定血清 TNF - α 和 IL - 1β、IL - 6 和 IL - 10 水平。直到治疗结束后的第 4 周，所有患者都必须每天在日记中报告慢阻肺症状。根据其研究结果显示，三个治疗组的患者在基线特征上没有显著差异。与安慰剂相比，紫锥菊联合用药组在上呼吸道感染后的严重程度明显减轻，加重时间更短，表明紫锥菊和微量营养素具有协同作用，锌、硒的加入能在一定程度上提高紫锥菊治疗慢阻肺的效果。

总的来说，硒与慢性阻塞性肺气肿之间存在着一定的关联。通过膳食或营养补充剂提高硒摄入量可以显著帮助慢性阻塞性肺气肿的治疗，同时常规治疗联合硒补充也能发挥更好的效果。

# 硒与矽肺

## 一、矽肺

矽肺是一种由长期暴露于二氧化硅（石英）粉尘引起的职业性肺疾病，其特征是肺部组织的纤维化和瘢痕化。矽肺的主要病因是长期吸入石英粉尘。石英晶体是一种常见的矿物质，广泛用于建筑、石材加工、采矿和磨削等行业中。当工人在操作这些物质时，会产生粉尘，长期吸入这些粉尘会引起肺部组织的慢性炎症反应和纤维化，最终导致矽肺的发生。石英尘是一种非可溶性颗粒物，进入肺部后会引发炎症反应和纤维化过程，导致肺组织弹性减退、肺功能下降。

据估计，全球每年约有 4 700 万工人受到石英粉尘的暴露，其中大约有 1 000 万人患有矽肺。这些患者面临严重的健康问题，其生活质量和工作能力普遍受到限制。

对于矽肺的治疗，早期诊断和干预非常重要，治疗的目标是减缓疾病的进展、缓解症状并提高生活质量。治疗的策略包括药物治疗、氧疗、营养支持和康复护理等。药物治疗主要包括免疫抑制剂和支气管扩张剂，用于减轻炎症反应和缓解呼吸困难。氧疗可以帮助改善低氧血症和缓解呼吸困难。营养支持可以维持患者的营养状况并增强免疫力。康复护理包括运动锻炼、呼吸物理治疗和心理支持等，有助于提高肺功能和生活质量。

加强对矽肺的健康教育和预防措施，对于减少石英粉尘暴露和预防矽肺发生具有重要意义。通过提高公众对矽肺的认识，可以推动工作场所的安全意识和防护设施的使用，从而减少石英粉尘的暴露。

## 二、 硒与矽肺的关系

检索硒与矽肺的相关文献，参照世界卫生组织推荐的证据评价方法和标准，对体内硒与矽肺关联的文献进行综合评价，而饮食硒摄入量与矽肺的关联文献较少，仅对其进行简要描述，结果如下：

### 1. 体内硒与矽肺

通过搜索相关研究并进行综合分析，结果显示硒和矽肺之间存在一定的关系，且矽肺患者体内硒水平显著低于健康人群，综合评价等级为 B，说明缺硒可以使得矽肺的发病概率增大。具体研究证据质量及等级评价见表 2.6.5。

硒和矽肺之间关系的研究共计 4 项，其中 1 项队列研究、1 项病例对照研究、2 项横断面结合纵向研究，均发现人体内硒和矽肺之间存在一定的关系，见表 2.6.6。

**表 2.6.5 人体硒水平与矽肺关系的证据体分析**

| 内容 | 评级 | 备注 |
|---|---|---|
| 证据等级 | 良 | 1 项为队列研究、1 项病例对照研究、2 项横断面结合纵向研究 |
| 一致性 | 优 | 1 项为队列研究、1 项病例对照研究、2 项横断面结合纵向研究均显示矽肺患者体内硒水平显著低于健康人群 |
| 健康影响 | 优 | 1 项为队列研究、1 项病例对照研究、2 项横断面结合纵向研究显示矽肺患者体内硒水平降低，且与健康人群之间存在显著差异 |
| 研究人群 | 良 | 法国、日本、美国 |
| 适用性 | 良 | 适用于中国人群，但存在一些注意事项 |

虽然关于硒与矽肺的动物学研究很多，但目前很少有流行病学研究调查成年人群中矽肺病、石棉肺患者体内硒的含量。所有这些流行病学研究都表明，硒与暴露于纤维化粉尘有关。与对照组相比，暴露于纤维化粉尘的人的硒水平较低。我们发现了 4 项研究报告指出暴露于煤矿粉尘的工人和患有矽肺病的患者以及石棉肺患者的硒水平降低。

表 2.6.6　人体硒水平与矽肺关系的研究

| 作者年度 | 研究类型 | 研究方法 | 例数（病例/对照） | 研究对象及年龄 | 结果 | 对危险性的影响（增加/无/保护） |
|---|---|---|---|---|---|---|
| Muzembo 2013 | 病例对照研究 | 对 78 名矽肺病患者和 20 名健康对照者的血清样本进行硒和硒蛋白 P 水平检测 | 78/20 | 矽肺患者（中位年龄 73.5 岁）及正常对照者（中位年龄 72.5 岁） | 与对照组（116.0 $\mu g/L$ 和 5.8 mg/L）相比，矽肺病患者血清硒和硒蛋白 P 中位浓度（分别为 74.0 mg/L 和 4.2 mg/L）显著降低 | 保护 |
| Gottschall 2004 | 队列研究 | 对 79 名接触石棉的建筑工人的尿 8-异前列腺素 $F_2\alpha$ 浓度和血浆硒水平进行检测 | 79 | 79 名接触石棉的工人 | 暴露于石棉的工人的硒水平降低，而 8-异前列腺素 $F_2\alpha$（脂质过氧化的生物标志物）水平增加 | 保护 |
| Nadif 2001 | 横断面和纵向研究 | 以在职煤矿工人和退休煤矿工人为研究对象进行分组比较 | 131/40 | 131 名在职煤矿工人和 40 名退休工人 | 与退休煤矿工人相比，活跃煤矿工人的硒含量降低。此外，暴露于高煤尘浓度的活跃煤矿工人与暴露于低煤尘浓度的矿工相比，硒含量较低 | 保护 |
| Oryszczyn 1996 | 横断面和纵向研究 | 研究 222 名煤矿工人体内血浆硒水平，并结合年龄、酒精和烟草消费以评估硒是否与煤尘暴露有关 | 222 | 222 名煤矿工人（34～50 岁） | 在长期和当前暴露煤尘的患者中观察到最低硒值（60.2 ng/mL），在从未或轻微暴露煤尘的患者中观察到最高硒值（64.1 ng/mL），长期暴露而目前未暴露的处于中等（61.3 ng/mL）。调整年龄和吸烟后，煤尘与低硒的关联仍然显著 | 保护 |

## 2. 硒补充与矽肺

王琼等人的一项抗氧化剂锌、硒、维生素 E 治疗矽肺的临床疗效观察研究显示，以 148 名矽肺患者为对象，每日补锌 100 mg、补硒 228.5 $\mu g$、补维生素 E 200 mg，分为锌硒＋维生素 E 治疗组与硒＋维生素 E 治疗组，作为期 1 年的临床疗效观察。结果表明，治疗前两组矽肺患者血液中微量元素硒显著低于健康对照组，且差异有显著意义（$P<0.01$），经补锌、补硒治疗后锌硒＋维生素 E 治疗组患者血锌、血硒水平显著增高，且差异有显著意义（$P<0.01$），硒＋维生素 E 治疗组治疗后血硒显著增加。

另外，两组矽肺患者治疗前过氧化脂质代谢产物均显著高于健康人对照组（$P<0.01$），而两组的超氧化物歧化酶、谷胱甘肽过氧化物酶活性均低于对照组（$P<0.01$）。这说明矽肺患者过氧化脂质代谢产物增加，抗氧化酶活性下降，患者机体氧化与抗氧化系统处于失衡状态。实施抗氧化剂的抗氧化治疗后，患者与治疗前比较过氧化脂质代谢产物明显下降（$P<0.01$），而超氧化物歧化酶、谷胱甘肽过氧化物酶活性明显增加（$P<0.01$）。这说明治疗后矽肺患者的氧化与抗氧化失衡状态有明显改善，尤以锌硒＋维生素E治疗组效果更为明显。

通过研究发现，矽肺的抗氧化治疗，可以改善患者的临床症状，增加血锌、血硒与维生素E含量，降低过氧化脂质代谢产物，提高超氧化物歧化酶、谷胱甘肽过氧化物酶活性，提高机体抗氧化力，控制矽肺病发展。而硒作为一种抗氧化剂在矽肺的治疗中发挥着重要的作用，通过膳食或营养剂补充硒在一定程度上有助于矽肺的治疗。

# 第七节 硒与消化系统疾病

# 硒与胃炎

## 一、 什么是胃炎

胃炎是各种原因引起的胃黏膜炎症，为最常见的消化系统疾病之一。按临床发病的缓急，一般可分为急性胃炎和慢性胃炎两大类型。急性胃炎根据病理改变可分为单纯性急性胃炎、糜烂出血性急性胃炎、腐蚀性急性胃炎、化脓性急性胃炎等。慢性胃炎根据其病理改变可分为非萎缩性、萎缩性和特殊类型三大类。

慢性胃炎是以胃黏膜的非特异性慢性炎症为主要病理变化的慢性胃病，病变可局限于胃的一部分，也可弥漫到整个胃部，常与自身免疫、环境等因素有关，近年来调查发现其发病率高达90%以上，被认为是一种癌前病变。

调查显示，在诊断后5年内，慢性萎缩性胃炎患者的胃癌年发病率为0.5%～1%。我国作为胃癌高发地区，慢性萎缩性胃炎不仅严重影响了患者的生活质量，同时增加了医疗成本。因此，预防以及尽早治疗胃炎至关重要。

## 二、 硒与胃炎的关系

检索硒与胃炎的相关文献，未检索到饮食硒摄入量与胃炎的关联文献，体内硒与胃炎的关联文献较少，对其进行简要描述，结果如下：

1991年，来自上海第二医科大学的马冠生等发表文章，其在瑞金医院及长宁区中心医院胃镜室收集了经胃镜及病理确诊的病人共47人，测定其头发和血清中硒的含量，结果表明，患者血清、头发硒水平随病变的严重程度而逐渐下降。同时，研究发现，血清硒水平为浅表性胃炎组＞萎缩性胃炎组＞不典型增生组＞胃癌组，各组间差异均有显著性。发硒水平变化情况为浅表性胃炎组显著高于其余三组，差异有高度显著性（$P < 0.01$）。说明随着胃黏膜病变程度的加重，机体硒营养水平不断降低。综合硒的每日摄入量、血清硒及发硒水平，作者认为，随着胃黏膜病变由浅表性→萎缩性→不典型增生→癌变的发展，机体硒的含量不断减少，这也就提示，人体内硒的缺乏或不足，可能对胃癌的发生、

发展起一定的作用。

1995 年，Burguera 教授发表了一项研究，研究中包含 15 名 18～43 岁（平均 36±12 岁）的健康受试者、20 名 18～65 岁（平均 35±12 岁）的轻度胃炎患者、13 名 28～69 岁（平均 47±15 岁）的慢性胃炎患者、33 名 16～70 岁（平均 49±17 岁）的糜烂性胃炎患者，测定其活检组织硒浓度。结果发现，健康受试者和轻度胃炎、慢性胃炎和糜烂性胃炎患者的胃组织硒水平分别为 473±80 $\mu g/kg$、567±246 $\mu g/kg$、571±241 $\mu g/kg$ 和 813±427 $\mu g/kg$，三组胃炎患者活检组织硒浓度均高于健康受试者。

同样的，赵明宇等于 2019 年将 19 例浅表性胃炎作为对照组，另设萎缩性胃炎组和进展期胃癌组，结果同样表明随着胃黏膜病变程度的加重，血清硒营养水平不断降低。

# 硒与消化性溃疡

## 一、什么是消化性溃疡

消化性溃疡也是消化系统的常见病，消化性溃疡是指在各种致病因子的作用下，黏膜发生的炎性反应与坏死性病变，病变可深达黏膜肌层，其中胃、十二指肠最为常见。

通常消化性溃疡疾病的产生和幽门螺杆菌感染以及胃酸过量分泌等原因有关。由于幽门螺杆菌感染后将对人体消化道内黏膜具有的防御和修复功能产生破坏作用，造成胃酸的大量分泌，而当胃酸过量分泌后容易造成胃蛋白酶的大量形成，这对于人体胃部本身所具有的消化功能产生了极大影响，进而诱发消化性溃疡。故与酸性胃液接触的任何部位，如食管下段、胃、胃肠吻合术后吻合口、十二指肠等，均可发生消化性溃疡，绝大多数的溃疡发生于十二指肠和胃，故又称胃、十二指肠溃疡。

消化性溃疡是全球性多发病，一般认为人群中约有 10％在其一生中患过消化性溃疡，但不同国家、不同地区的发病率相差悬殊。消化性溃疡病在我国人群中的发病率尚无确切的流行病学调查资料，有资料显示其占国内胃镜检查人群的 10.3％～32.6％，其中上海地区胃镜证实的消化性溃疡病占胃镜检查人群的 17.2％。本病可见于任何年龄，20～50 岁居多，男性多于女性［(2～5)∶1］。临床上十二指肠溃疡多于胃溃疡，两者之比约 3∶1。

均衡饮食对于消化性溃疡的治疗至关重要，食物可以预防、治疗甚至缓解涉及这种病理的症状。

## 二、硒与消化性溃疡的关系

检索硒与消化性溃疡的相关文献，体内硒、饮食硒摄入量与消化性溃疡的关联文献较少，分别对其进行简要描述，结果如下：

## 1. 体内硒与消化性溃疡

1990 年，来自白求恩医科大学的宋玉芳等人，对 40 例消化性溃疡进行血清微量元素硒含量检测。结果表明，消化性溃疡血清硒含量均低于健康组，有显著差异（$P<0.05$），而年龄、性别组无差异。作者认为硒含量低会使胃黏膜屏障不稳定，免疫功能下降，损害因素增多，在溃疡病治疗中适当补充微量元素硒对胃黏膜完整性、稳定性是有益处的，并能提高免疫功能，对于治疗、防止溃疡病复发及防癌有一定价值。

1995 年，Burguera 发表研究，对 15 名 18～43 岁的健康受试者和 23 名 22～76 岁的胃溃疡患者，测定其胃活检组织中硒浓度。结果却发现，健康受试者和胃溃疡患者的胃活检组织硒水平的平均±标准差（SD）分别为 473±80 $\mu$g/kg、813±427 $\mu$g/kg，胃溃疡患者活检组织中硒浓度显著高于健康受试者。

## 2. 硒补充与消化性溃疡

关于硒补充与消化性溃疡在人群的研究报道甚少，Parmar 等研究发现补硒对大鼠的胃有抗溃疡和细胞保护作用。其研究结果表明，硒补充具有显著的抗溃疡和适应性细胞保护作用。这也提示我们补硒对消化性溃疡的正向作用。

# 第八节 硒与甲状腺疾病

## 硒与毒性弥漫性甲状腺肿

### 一、什么是毒性弥漫性甲状腺肿

毒性弥漫性甲状腺肿又称Graves病,是由于甲状腺激素分泌过多导致人体甲状腺素中毒而引起的疾病。Graves病是甲状腺功能亢进最常见的病因,约占所有甲亢患者的85%。

近年来,Graves病的发病率在全球范围内逐年上升,而其死亡率则保持相对稳定。据统计,Graves病的发病率一般为1%,而在沿海地区中,Graves病的发病率则上升至2%,呈现出沿海地区高于内陆地区的趋势,且沿海地区的Graves病的发生率存在逐渐增高的趋势,这可能与当地居民喜欢食用海产品有一定的关系。

近年来,我国Graves病的发病率不断升高,不仅会导致医疗资源的需求增加,而且也会加重家庭和社会负担。Graves病的发病原因与遗传因素、环境因素和自身免疫因素密切相关。其中遗传因素是Graves病发生的重要危险因素,有Graves病家族史的患者发生Graves病的风险是无家族史的1.6倍。因此,预防Graves病的发生发展至关重要,Graves病高危人群应该遵医嘱定期进行体检,保持良好心态,避免情绪激动,养成良好的生活习惯,做到营养均衡,适当锻炼提高自身的免疫力,这在一定程度上也可以预防Graves病的发生。

### 二、硒与毒性弥漫性甲状腺肿的关系

检索硒与Graves病的相关文献,参照世界卫生组织推荐的证据评价方法和标准,对饮食硒摄入量与Graves病关联的文献进行综合评价,而体内硒与Graves病的关联文献较少,仅对其进行简要描述,结果如下:

#### 1. 体内硒与毒性弥漫性甲状腺肿

2012年,山东大学齐鲁医院发表了一项病例对照研究。在该医院的内分泌科选取30名Graves病患者作为病例组、30名健康成年人作为对照组,结果显示Graves病患者体内

的血清硒水平为 78.3 $\mu g/L$，而正常对照组血清硒水平为 103.1 $\mu g/L$，Graves 病患者体内血清硒水平含量要显著低于健康成年人。

为了进一步探寻硒与 Graves 病之间的关联，来自澳大利亚内分泌科的 Kerrie 等人在 2009—2012 年进行了一项前瞻性病例对照研究，分别选取了 101 名新确诊的 Graves 病患者和 97 例年龄和性别匹配的健康对照组，测定他们血清硒的水平，发现 Graves 病患者血清硒水平显著低于正常对照人群。

此外，来自丹麦大学的 Knudsen 等研究团队于 2013 年使用随机对照研究方法，在丹麦也检测了 Graves 病患者和健康成人体内的血清硒水平。结果也显示 Graves 病患者体内血清硒水平显著低于健康成年人。

### 2. 硒补充与毒性弥漫性甲状腺肿

通过搜索相关研究并进行综合分析，膳食或营养补充剂摄入硒与 Graves 病也存在一定的关系，且硒对 Graves 病有保护作用，综合评价为 B，说明膳食中摄入足够的硒可以降低 Graves 病的发生风险，并且可以降低 Graves 死亡率。具体研究证据质量及等级评价见表 2.8.1。

饮食硒摄入量和 Graves 病之间关系的研究共计 6 项，其中 1 项为 meta 分析、3 项为病例对照研究、2 项为随机对照试验。这几项研究均发现饮食硒摄入量与 Graves 病的发生密切相关，见表 2.8.2。

表 2.8.1　饮食硒摄入量与毒性弥漫性甲状腺肿关系的证据体分析

| 内容 | 评级 | 备注 |
|---|---|---|
| 证据等级 | 良 | 1 项 meta 分析、3 项病例对照研究、2 项随机对照试验 |
| 一致性 | 优 | 1 项 meta 分析、3 项病例对照研究、2 项随机对照试验均显示补充硒可以显著降低 Graves 病发生风险 |
| 健康影响 | 优 | 1 项 meta 分析、3 项病例对照研究、2 项随机对照试验均显示补充硒对 Graves 病有益，且硒可延缓 Graves 病的进展 |
| 研究人群 | 优 | 中国、意大利、德国、瑞典 |
| 适用性 | 优 | 直接适用于中国人群 |

2011 年，Marcocci 研究团队在意大利比萨大学内分泌科发表了一项随机、双盲的安慰剂对照试验。Graves 病患者中 54 例接受硒补充治疗，48 例接受己酮可可碱治疗，与之相匹配的 50 例接受安慰剂治疗。干预时间为 6 个月，停药后随访 6 个月，进行统计学分析。结果表明，与安慰剂相比，硒治疗能够显著改善 Graves 病患者生活质量，延缓疾病进展。

2017 年，来自广州医科大学内分泌科的肖新怀教授等人发表了一项随机对照试验研究，收集了 2015—2016 年该医院 65 例年龄在 20～55 岁的 Graves 病患者，将其随机分为两组，其中试验组 35 例和对照组 30 例，对照组口服甲巯咪唑，试验组口服甲巯咪唑和硒酵母片。干预 6 个月后，结果表明，与治疗前相比，治疗后试验组患者的 FT3、FT4、眼球突出度水平、TGAb、TRAb、IgG 及 IgA 水平明显比对照组低，即硒补充剂在 Graves 病患者中具有抗炎作用，硒辅助治疗可以使得 Graves 病的发生风险降低。

此外，为了更加充分地评价服用硒补充剂与 Graves 病之间的关系。2016 年，来自天津医科大学的 Fang 等人通过检索对多项研究合并进行了 meta 分析，结果显示服用硒补充剂可显著降低 Graves 病患者的风险。2019 年，中国医科大学的 Zhang 等人再一次对现有的所有研究进行筛选并合并分析，结果同前，说明应用抗甲状腺药物联合硒补充剂治疗可显著改善 Graves 病患者的病程进展。

表 2.8.2 饮食硒摄入量与毒性弥漫性甲状腺肿关系的研究

| 作者年度 | 研究类型 | 研究方法 | 例数（病例/对照） | 研究对象及年龄 | 结果 | 对危险性的影响（增加/无/保护） |
|---|---|---|---|---|---|---|
| Zheng 2018 | meta 分析（10 项病例对照研究） | 从数据库中检索相关原始研究并进行综合分析 | 403/393 | Graves 病患者及正常对照者 | 随机效应的 meta 分析结果显示，Graves 病患者服用硒补充剂后 FT4、TSH 值下降，并可以显著降低 Graves 病患者的发生率和死亡率 | 保护 |
| Marcocci 2011 | 随机对照试验 | 意大利比萨大学医院的内分泌科的 Graves 病患者中，54 例接受硒补充治疗，48 例接受己酮可可碱治疗，50 例接受安慰剂治疗。干预时间为 6 个月，停药后随访 6 个月，对受试者的治疗情况进行评估 | 54/48/50 | 硒补充治疗 Graves 病患者（43±11 岁），己酮可可碱治疗 Graves 病患者（43.7±12.4 岁）及安慰剂治疗 Graves 病患者（44.6±10.7 岁） | 与安慰剂组相比，硒治疗显著改善了 Graves 病患者的生活质量（$P<0.001$），并延缓 Graves 病进展（$P=0.01$） | 保护 |
| 杜映红 2013 | 病例对照研究 | 从广东省番禺中心医院内分泌科选取 70 例首次确诊 Graves 病患者，随机分为 2 组，治疗组口服甲巯咪唑联合硒治疗，对照组仅口服甲巯咪唑，测定两组患者治疗前及治疗后 8 周、6 个月时 TT3、TT4、FT3、FT4 及 TSH 水平 | 38/32 | 口服甲巯咪唑联合硒治疗的 Graves 病患者（36.2±5.3 岁），仅口服甲巯咪唑的 Graves 病患者（34.8±4.5 岁） | 使用硒联合甲巯咪唑治疗，治疗后 8 周及治疗后 6 个月，治疗组血清 TT3、TT4、FT3、FT4 水平明显低于对照组（$P<0.05$），血清 TSH 水平明显高于对照组（$P<0.05$），表明补充剂硒可以降低 Graves 病的发病风险 | 保护 |

| 作者年度 | 研究类型 | 研究方法 | 例数（病例/对照） | 研究对象及年龄 | 结果 | 对危险性的影响（增加/无/保护） |
|---|---|---|---|---|---|---|
| 赖景雄 2014 | 病例对照研究 | 从广东省河源市人民医院选取 180 例 Graves 病患者，随机分为 A 组（甲巯咪唑联合硒酵母片治疗 18 个月后继续服用硒酵母片至 24 个月）、B 组（甲巯咪唑联合硒酵母片治疗 18 个月）和 C 组（单用甲巯咪唑治疗 18 个月），比较 3 组患者治疗前后 3 个月血清 FT3、FT4、sTSH 和 TRAb 含量变化 | 60/60/60 | Graves 病患者（平均年龄 40.3 岁） | 硒酵母片可以加快甲巯咪唑治疗 Graves 病的治疗速度，提高有效率，降低复发率，并且在治疗结束后继续服用硒酵母片有可能预防 Graves 病的复发。治疗 1 个月时，A 组和 B 组 FT3、FT4、TRAb 均开始明显下降（$P<0.05$） | 保护 |
| 肖新怀 2017 | 随机对照试验 | 从广州医科大学附属第二医院的内分泌科选取 65 例 Graves 病患者分为对照组和观察组，对照组口服甲巯咪唑（15～30 mg/d），观察组口服甲巯咪唑和硒酵母片（100 μg，2 次/d），分别检测治疗前及治疗后 6 个月甲状腺功能及眼球突出度变化等 | 35/30 | Graves 病患者治疗组（44.6±10.2 岁），Graves 病患者对照组（43.0±11.0 岁） | 治疗 6 个月后，两组患者 FT3、FT4、眼球突出度水平、TGAb、TRAb、IgG 及 IgA 水平均较治疗前降低，差异有统计学意义（$P<0.05$）。TSH 水平升高，差异有统计学意义（$P<0.05$），表明补充硒可以辅助治疗 Graves 病，并对 Graves 病具有一定的保护作用 | 保护 |
| 肖玲 2017 | 病例对照研究 | 选取复旦大学附属金山医院内分泌科规律就诊随访的 GD 患者，根据治疗方案将患者分为硒补充治疗组（甲巯咪唑＋硒 100 μg）和对照治疗组（甲巯咪唑），比较两组 GD 患者治疗后 3、6、12 和 18～24 个月时血 TRAb 水平和甲巯咪唑剂量 | 36/28 | 中国 Graves 病患者（30±11 岁）作为病例组，对照组是正常人（30±12 岁） | 随着治疗时间的延长，两组 GD 患者服用甲巯咪唑剂量逐渐减少。硒补充治疗组治疗后 6、12、18～24 个月的甲巯咪唑剂量均显著少于对照治疗组（$P<0.05$），说明应用抗甲状腺药物联合硒补充治疗可显著改善 Graves 病患者的病程进展 | 保护 |

# 硒与桥本甲状腺炎

## 一、 什么是桥本甲状腺炎

桥本甲状腺炎，又称为慢性淋巴细胞性甲状腺炎，是一种自身免疫性的甲状腺疾病，是由多种原因导致机体免疫系统失衡紊乱，使得机体产生了某些对甲状腺有毒的物质所致。

桥本甲状腺炎的病因包括遗传因素、环境因素和免疫因素，其中遗传因素是桥本氏甲状腺炎最主要的病因。如父母其中一方曾经患有桥本甲状腺炎，受遗传因素的影响，其后代患上该疾病的概率高达 30%～40%。因此，有桥本甲状腺炎家族史的人群应该定期检查甲状腺功能，提前进行干预，这在一定程度上可以预防桥本甲状腺炎的发生。

近年来，国内外桥本甲状腺炎的患病率呈上升趋势，死亡率则有所下降。据世界卫生组织报道，全球桥本甲状腺炎患病率为 2%～4%，男性发病率约为 0.08%，女性发病率约为 0.35%，全球范围内女性患者的发病率比男性患者高 30%。而我国桥本甲状腺炎的患病率约为 1.6%，发病率约为 6.9%。

桥本甲状腺炎在全年龄段均可发病，但 30～50 岁是高发年龄段，产后妇女和儿童都属于高发人群，这可能与儿童免疫功能不完善、易受环境影响以及年龄、激素水平、精神紧张等有着一定的关系。此外，桥本甲状腺炎有显著的性别差异，女性患病率远高于男性，大约是男性的 4 倍。

我国桥本甲状腺炎的发生率在不同地区之间存在着一定的差异，表现为沿海地区远高于内陆地区，这可能与沿海地区的居民长期食用海产品有一定的关系。此外，研究显示，缺硒和感染也是导致桥本甲状腺炎发生的易感因素。

桥本甲状腺炎作为一种自身免疫性系统疾病，其危险因素和发生机制极为复杂，且疾病早期症状不明显，起病隐匿，一般不易察觉，这也导致桥本甲状腺炎早期发现率较低。此外，桥本甲状腺炎可能代表甲状腺癌的早期阶段，也是甲状腺癌的重要危险因素。因此，早筛查、早诊断、早治疗，加强桥本甲状腺炎筛查，对预防桥本甲状腺炎的发生发展至关重要。

## 二、 硒与桥本甲状腺炎的关系

检索硒与桥本甲状腺炎的相关文献，参照世界卫生组织推荐的证据评价方法和标准，对体内硒、饮食硒摄入量与桥本甲状腺炎关联的文献进行综合评价，其结果如下：

## 1. 体内硒与桥本甲状腺炎

通过搜索相关文献并进行综合分析，结果显示血清硒和桥本甲状腺炎之间存在一定的关系，且桥本甲状腺炎患者体内血清硒水平显著低于健康人群，综合评价为 B，说明缺硒可以使得桥本甲状腺炎的发生概率增大。具体研究证据质量及等级评价见表 2.8.3。

血清硒和与桥本甲状腺炎之间关系的研究共计 4 项，其中 3 项病例对照研究、1 项横断面研究。这 4 项研究均发现硒和桥本甲状腺炎的发生存在密切关系，见表 2.8.4。

表 2.8.3　血清硒水平与桥本甲状腺炎关系的证据体分析

| 内容 | 评级 | 备注 |
| --- | --- | --- |
| 证据等级 | 良 | 3 项病例对照研究、1 项横断面研究 |
| 一致性 | 优 | 3 项病例对照研究、1 项横断面研究均显示桥本甲状腺炎患者血清硒水平显著低于健康人群 |
| 健康影响 | 优 | 3 项病例对照研究、1 项横断面研究均显示桥本甲状腺炎患者体内血清硒水平降低 |
| 研究人群 | 优 | 中国、伊朗 |
| 适用性 | 优 | 直接适用于中国人群 |

多项研究表明，硒与桥本甲状腺炎之间存在一定的关系。在硒缺乏地区，桥本甲状腺炎患者血清硒水平均显著低于健康人群。

2015 年，我国西安交通大学附属医院的 Wu 教授及其研究团队发表了一项横断面研究，该研究旨在分析陕西省紫阳县硒充足地区和宁陕县低硒地区桥本甲状腺炎的患病率，并按土壤硒浓度、乡镇位置和性别对受试者进行分层，根据分层随机抽样。研究共纳入 6 152 名年龄 13～49 岁的成年男性和女性，其中硒充足地区 3 038 人、低硒地区 3 114 人，并接受血清硒测定。结果显示，高硒县居民体内的血清硒水平几乎是低硒县居民的 2 倍，即紫阳县居民（硒充足地区）血清硒水平为 103.6 $\mu$g/L，而宁陕县居民（低硒地区）血清硒水平为 57.4 $\mu$g/L。相应地，低硒地区居民发生病理性桥本甲状腺炎的患病率也高于硒充足地区，这也从侧面说明了硒与桥本甲状腺炎的发生发展存在一定的关系。

2022 年，伊朗东南部扎黑丹诊所的 Heidari 医生及其研究团队也发表了一项病例对照研究。在该诊所的内分泌科，选取 132 名桥本甲状腺炎患者、120 名健康成年人作为对照组。结果显示，桥本甲状腺炎患者体内的血清硒水平为 104.36 $\mu$g/L，而正常对照组血清硒水平为 122.63 $\mu$g/L，桥本甲状腺炎患者体内血清硒水平含量要显著低于健康成年人；且病例组和对照组硒缺乏发生率分别为 15.2% 和 2.5%，表明体内血清硒水平较低会增加患桥本甲状腺炎发生的概率。

一项在 2005 年发布的研究，通过分析桥本甲状腺炎患者体内的血清硒水平，结果发现桥本甲状腺炎患者的血清硒水平显著低于正常人。最新于 2022 年发布的研究也得出了相同的结论，桥本甲状腺炎患者体内血清硒水平含量要显著低于健康成年人，表明体内血清硒水平较低会增加患桥本甲状腺炎的概率。

**表 2.8.4　血清硒水平与桥本甲状腺炎关系的研究**

| 作者 年度 | 研究类型 | 研究方法 | 例数 (病例/ 对照) | 研究对象及 年龄 | 结果 | 对危险性 的影响 (增加/ 无/保护) |
|---|---|---|---|---|---|---|
| 刘莉 2005 | 病例对 照研究 | 在西安交通大学第一 医院内分泌科选取桥 本甲状腺炎患者作为 病例组，与之年龄、 性别匹配的健康志愿 者作为对照组，比较 血清硒水平 | 58/20 | 桥本甲状腺炎患者 58 例作为病例组， 其中女性 57 例 （35.5±12.4 岁）、 男性 1 例（40 岁）； 健康志愿者 20 例作 为对照组，其中女 性 10 例（33.4± 9.4 岁）、男性 10 例 （32.3±13.5 岁） | 结果显示病例组血清硒 40.84 $\mu g/L$，对照组血 清硒 75.95 $\mu g/L$，表明 桥本甲状腺炎患者血清硒 显著低于对照组，随着血 清硒降低临床症状有加重 趋势（$P<0.001$） | 保护 |
| Wu 2015 | 横断面 研究 | 通过分层整群抽样法 从紫阳县（高硒县） 和宁陕县（低硒县） 招募参与者，比较两 县人口血清甲状腺功 能参数和硒浓度 | 3 038/ 3 114 | 紫阳县志愿者 （49.1±12.9 岁）和 宁陕县志愿者 （48.1±12.2 岁） | 高硒县血清硒中位数几乎 是低硒县的 2 倍，血清硒 分别为 103.6 $\mu g/L$ 和 57.4 $\mu g/L$（$P<0.05$）， 高硒县患病率显著低于低 硒县 | 保护 |
| Rostami 2020 | 病例对 照研究 | 在伊朗乌尔米娅伊玛 目霍梅尼教学医院内 分泌科选取了桥本甲 状腺炎患者作为病例 组，与之年龄、性别 匹配的健康人作为对 照组，测定血清硒水 平、甲状腺功能和抗 氧化相关指标，并进 行比较 | 49/50 | 伊朗桥本甲状腺炎 患者（34±10 岁）， 对照组是健康人 （33±10 岁） | 病例组血清硒 0.87 $\mu g/$ $L$，对照组血清硒 1.11 $\mu g/L$，即桥本甲状腺炎 患者体内微量元素硒的浓 度低于正常对照组（$P<$ 0.001） | 保护 |
| Heidari 2022 | 病例对 照研究 | 在伊朗东南部扎黑丹 的内分泌诊所选取新 诊断的桥本甲状腺炎 患者作为病例组，与 之年龄、性别匹配的 正常健康人作为对照 组，测定血清硒水 平，并在组间进行 比较 | 132/120 | 伊朗桥本甲状腺炎 患者（35±10 岁）， 对照组是健康人 （35±9 岁） | 桥本甲状腺炎患者体内的 血清硒水平为 104.36 $\mu g/L$，而正常对 照组血清硒水平为 122.63 $\mu g/L$，桥本甲状 腺炎患者体内血清硒水平 含量要显著低于健康成年 人，且桥本甲状腺炎组和 对照组硒缺乏发生率分别 为 15.2% 和 2.5%（$P<$ 0.001） | 保护 |

## 2. 硒补充与桥本甲状腺炎

通过搜索相关文献并综合分析，膳食或营养补充剂摄入硒与桥本甲状腺炎也存在一定的关系，且硒对桥本甲状腺炎有保护作用，综合评价为 B，说明膳食中摄入足够的硒可以降低桥本甲状腺炎的发生风险。具体研究证据质量及等级评价见表 2.8.5。

饮食硒摄入量和桥本甲状腺炎之间关系的研究共计 6 项，其中 1 项为 meta 分析，3 项为病例对照研究、1 项为随机对照试验、1 项为横断面研究。研究均发现饮食硒摄入量与桥本甲状腺炎的发生密切相关，见表 2.8.6。

表 2.8.5　饮食硒摄入量与桥本甲状腺炎关系的证据体分析

| 内容 | 评级 | 备注 |
| --- | --- | --- |
| 证据等级 | 良 | 1 项 meta 分析、3 项病例对照研究、1 项随机对照试验、1 项横断面研究 |
| 一致性 | 优 | 1 项 meta 分析、3 项病例对照研究、1 项随机对照试验、1 项横断面研究均显示补充硒可以显著降低桥本甲状腺炎发病率 |
| 健康影响 | 优 | 1 项 meta 分析、3 项病例对照研究、1 项随机对照试验、1 项横断面研究均显示补充硒对桥本甲状腺炎有益，且硒对桥本甲状腺炎有保护作用 |
| 研究人群 | 优 | 中国、意大利、土耳其、波兰、奥地利 |
| 适用性 | 优 | 直接适用于中国人群 |

多项研究证实，增加食用硒含量高的食品或者服用硒补充剂均可以降低桥本甲状腺炎的发病风险。

我国安徽省蚌埠医学院第一附属医院内分泌科的研究团队也曾在 2017 年发表在该医院开展的硒补充剂干预试验，该研究旨在评估与左旋甲状腺素单药治疗相比，左旋甲状腺素联合硒补充剂是否会改善桥本甲状腺炎的治疗效果。本次试验共有 60 名桥本甲状腺炎患者参与，其中单药组 24 名患者（仅给予左旋甲状腺素治疗）、联合用药组 36 名患者（给予左旋甲状腺素联合硒酵母胶囊治疗），研究持续 3 个月。结果显示，治疗后，单药组血清硒水平为 39.64 μg/L，联合治疗组血清硒水平为 90.05 μg/L；与单药组相比，除了增加患者体内的硒量外，联合治疗组在治疗后甲状腺自身抗体 TPOAB 和 TGAB 的浓度明显下降，表明左旋甲状腺素联合硒治疗对于干预桥本甲状腺炎进展的效果优于单用左旋甲状腺素。

2023 年，来自浙江省杭州市杭州医学院的 Zheng 教授以及他的研究团队对美国国家健康和营养检查调查（NHANES）数据库的数据发表了横断面研究，该研究共选取了 8 756 名研究对象评估 2007—2020 年期间硒摄入量的变化，其中男性占 49.25%、女性占 50.75%，平均年龄 44.35 岁。通过特定统计学方法分析膳食硒摄入量与桥本甲状腺炎之间发病率的相关性。结果显示，较高的膳食硒摄入水平与较低的桥本甲状腺炎发生风险相关。在调整所有协变量后，膳食硒摄入量每增加一个单位，桥本甲状腺炎风险降低 35%

（OR＝0.65，95%$CI$：0.51～0.83，$P<0.05$）。因此，膳食硒摄入量可能是预防和治疗桥本甲状腺炎的一种安全且低成本的替代方案。

为了更加充分地评价膳食补充剂硒与桥本甲状腺炎之间的关系，2010 年，来自希腊塞萨洛尼基总医院内分泌科的 Toulis 等人通过检索对多项研究合并进行了 meta 分析和系统综述，结果显示服用硒补充剂可以显著降低患桥本甲状腺炎的风险。2021 年，川北医学院附属医院内分泌科的研究团队也对现有研究进行了筛选并综合分析，结果同前，说明增加硒的摄入对延缓桥本甲状腺炎患者的病程进展有较大影响。广东医科大学的 Kong 等人于 2023 年再一次对现有的所有研究进行筛选并合并分析，结果也表明服用硒补充剂可以降低桥本甲状腺炎的发生概率。

表 2.8.6　饮食硒摄入量与桥本甲状腺炎关系的研究

| 作者年度 | 研究类型 | 研究方法 | 例数（病例/对照） | 研究对象及年龄 | 结果 | 对危险性的影响（增加/无/保护） |
|---|---|---|---|---|---|---|
| Kong 2023 | meta 分析（4 项病例对照、3 项队列研究、1 项随机对照试验）8 项 | 从数据库中检索相关原始研究并综合进行分析 | 318/235 | 桥本甲状腺炎患者及正常对照组 | 随机效应的 meta 分析结果显示，膳食硒和营养补充硒摄入都会使桥本甲状腺炎的风险显著降低（$P<0.05$） | 保护 |
| 朱平 2012 | 随机对照试验 | 在盱眙县人民医院随机选取桥本甲状腺炎患者分别作为试验组和对照组。对照组采用左旋甲状腺素治疗，试验组在采用左旋甲状腺素基础上口服亚硒酸钠治疗，测定甲状腺功能和血清中 TGAb、TPOAb 及 IL-2、IL-4 的含量 | 60/30 | 桥本甲状腺炎患者（41.37±1.38 岁） | 左旋甲状腺素联合硒治疗组，治疗后好转率（93.3%）明显高于对照组（86.7%）（$P<0.05$） | 保护 |
| Esposito 2017 | 病例对照研究 | 意大利那不勒斯达尔大学医学中心内分泌科的 76 例桥本甲状腺炎患者随机分配为 L-硒代蛋氨酸补硒组和安慰剂对照组，持续 6 个月，检测干预前、干预后 3 个月、6 个月的甲状腺功能，并进行分析 | 38/38 | 桥本甲状腺炎患者（17～64 岁） | 在补硒组中，与基线值相比，3 个月后 FT4 水平显著降低，而 FT3 在 3 个月和 6 个月后升高。对照组 FT3 在治疗后 3 个月和 6 个月较治疗前下降（$P<0.05$） | 保护 |

| 作者年度 | 研究类型 | 研究方法 | 例数（病例/对照） | 研究对象及年龄 | 结果 | 对危险性的影响（增加/无/保护） |
|---|---|---|---|---|---|---|
| Yu 2017 | 病例对照研究 | 在安徽省蚌埠医学院第一附属医院内分泌科选取桥本甲状腺炎患者随机分为左旋甲状腺素治疗对照组和左旋甲状腺素联合酵母硒治疗组，比较两组治疗前后血硒浓度、抗甲状腺过氧化物酶（TPO）抗体、抗甲状腺球蛋白（Tg）抗体水平及炎性细胞因子水平 | 34/26 | 左旋甲状腺素联合酵母硒治疗患者（34±13岁），左旋甲状腺素治疗患者（40±15岁） | 与治疗前相比，治疗后血硒水平（μg/L）显著升高［90.05（80.69±107.76）vs. 39.64（29.42±51.10）］，表明联合应用左旋甲状腺素和硒干预桥本甲状腺炎进展的效果优于单用左旋甲状腺素（$P<0.001$） | 保护 |
| Wang 2021 | 队列研究 | 首都医科大学附属北京潞河医院内分泌中心100例桥本甲状腺炎患者口服酵母硒200 μg/d，分别于给药前和给药后3个月、6个月测定血清硒水平、甲状腺过氧化物酶抗体（TPOAb）、甲状腺球蛋白抗体（TGAb） | 100 | 桥本甲状腺炎患者 | 受试者在补硒前出现硒缺乏，补硒3个月和6个月后血清硒水平上升至中等水平（$P<0.05$）。补硒6个月后血清TGAb浓度明显下降；补硒3个月和6个月后TPOAb较基线下降。硒补充剂在自身免疫性甲状腺炎的特定患者群体中可能是有益的（$P<0.05$） | 保护 |
| Zheng 2023 | 横断面研究 | 根据美国健康和营养检查调查（NHANES）中2007—2012年数据集中12岁以上参与者的数据进行横断面研究 | 8 756 | 美国居民（44.35±20.92岁） | 膳食硒摄入量每增加1个单位，桥本甲状腺炎的风险就会降低35%（OR 0.65；95% CI：0.51～0.83），桥本甲状腺炎的风险显著降低（$P<0.001$） | 保护 |

# 硒与甲状腺功能亢进

## 一、 什么是甲状腺功能亢进

甲状腺功能亢进简称甲亢，是多种原因引起的甲状腺激素分泌过多导致的，是一组常见的内分泌疾病。毒性弥漫性甲状腺肿是甲亢最常见的病因，占所有甲亢患者的80％～85％。相关数据显示，甲亢虽然患病率较高，但是其死亡率仅占1％，若患者早期接受外科手术治疗且术后恢复较好的话，治愈率可高达95％。

近年来，随着人们饮食和生活习惯以及工作压力等的变化，甲亢患病率在逐年上升，其死亡率则有所下降。2018年，在全球碘充足地区，甲亢的发病率为0.2％～1.3％，其中女性患病率为2.7％、男性患病率为0.23％；在碘缺乏地区甲亢的患病率为6％～10％。根据中华医学会内分泌学会对全国各地的调查显示，我国甲亢患病率高达1.22％。此外，与男性相比，女性更易发生甲亢，我国甲亢患者男女比例为1∶（4～6），这与女性体内雌激素刺激甲状腺腺体，增加甲状腺激素分泌量有一定的关系。

目前，我国的甲亢发病率呈现出明显的地区差异性，具体表现为沿海地区高于内陆地区，城市高于农村，这与沿海地区的居民喜欢食用海产品以及城市居民的精神和工作压力较大等综合因素有关，生活习惯、饮食结构和精神因素是造成甲亢发病率出现地区差异的重要原因。

近年来，随着社会发展速度及人们生活节奏的加快，工作、生活压力不断升高，甲亢的发病率也明显增加。然而，随着近年来医疗水平的不断进步，甲亢的治疗效果逐步提高，患者的预后情况也在发生好转。但是，甲亢若早期预防可避免甲状腺危象、甲亢性心脏病等危及生命的并发症。因此，预防显得十分重要，应避免长期摄入大量含碘食物，避免生活及心理压力过大，养成健康的生活及饮食习惯，适当的运动可以增加机体抵抗力和免疫力。

## 二、 硒与甲状腺功能亢进的关系

检索硒与甲状腺功能亢进的相关文献，参照世界卫生组织推荐的证据评价方法和标准，对体内硒、饮食硒摄入量与甲状腺功能亢进关联的文献进行综合评价，其结果如下：

### 1. 体内硒与甲状腺功能亢进

通过搜索相关研究并进行综合分析，结果显示体内硒和甲状腺功能亢进之间存在一定的关系，且甲状腺功能亢进患者体内硒水平显著低于健康人群，综合评价为 B，说明缺硒可以使得甲亢的发生概率增大。具体研究证据质量及等级评价见表 2.8.7。

体内硒和甲状腺功能亢进之间关系的研究共计 5 项，其中 3 项病例对照研究、2 项横断面研究。研究均发现硒和甲亢的发生密切相关，见表 2.8.8。

表 2.8.7　体内硒水平与甲状腺功能亢进关系的证据体分析

| 内容 | 评级 | 备注 |
| --- | --- | --- |
| 证据等级 | 良 | 3 项病例对照研究、2 项横断面研究 |
| 一致性 | 优 | 3 项病例对照研究、2 项横断面研究均显示甲状腺功能亢进患者体内硒水平显著低于健康人群 |
| 健康影响 | 优 | 3 项病例对照研究、2 项横断面研究均显示甲状腺功能亢进患者体内硒水平降低 |
| 研究人群 | 优 | 中国、保加利亚、巴西、土耳其 |
| 适用性 | 优 | 适用于中国人群 |

相关数据显示，血清硒与甲亢的发生也存在一定的关系，且甲亢患者体内血清硒水平显著低于正常对照组。

2003 年，来自中国医科大学的佟雅洁教授及其研究团队发表了一项对辽宁省 3 个不同碘摄入量地区盘山（低碘）、彰武（碘充足）和黄烨（高碘）的村民进行的病例对照研究。选取 329 例甲状腺功能异常者（包括甲减、亚甲减、甲亢和亚甲亢）作为病例组，同一地区年龄、性别匹配的 183 例正常人作为对照组。结果显示，盘山、彰武和黄烨地区对照组血清硒水平为 91.4 $\mu g/L$、89.1 $\mu g/L$ 和 83.2 $\mu g/L$，各地区甲亢患者血清硒水平与对照组无差异，只有亚甲亢患者与对照组相比明显下降（82.6 $\mu g/L$ < 87.3 $\mu g/L$）。

为了更加充分地评价血清硒与甲状腺功能亢进之间的关系，来自保加利亚普罗夫迪夫医科大学临床实验室的 Delyana 等人在 2017—2019 年采用病例对照试验将受试人群分为两组，共选取了 105 名甲状腺功能亢进患者和 145 名健康成年人，运用技术手段检测了血清硒水平。病例组血清硒水平为 0.069 $\mu g/mL$，对照组血清硒水平为 0.082 $\mu g/mL$，病例组和对照组之间的血清硒水平存在显著差异，甲亢患者体内的血清硒水平显著低于对照组人群。此外，来自巴西的 Marco 以及土耳其伊玛目大学的 Arikan 等研究团队的多项研究也显示甲亢患者体内血清硒水平显著低于正常对照组。

土耳其伊玛目大学也于 2015 年发表了相关研究，结果也显示甲亢患者体内的血清硒水平有所降低。最新于 2022 年发布的研究也得出了相同的结论，即与正常人相比，甲亢患者体内血清硒水平显著下降。

表 2.8.8　血清硒水平与甲状腺功能亢进关系的研究

| 作者年度 | 研究类型 | 研究方法 | 例数（病例/对照） | 研究对象及年龄 | 结果 | 对危险性的影响（增加/无/保护） |
|---|---|---|---|---|---|---|
| 佟雅洁 2003 | 病例对照研究 | 盘山（低碘）、彰武（碘充足）和黄骅（高碘）地区甲状腺功能异常者作为病例组（分为甲减、亚甲减、甲亢及亚甲亢组），同地区正常人作为对照组，测定血清硒水平，分析硒营养状况与甲状腺功能异常的关系 | 329（39/119/61/110）/183 | 盘山、彰武和黄骅地区甲状腺功能异常者（分为甲减、亚甲减、甲亢及亚甲亢组），正常人群（对照组） | 盘山、彰武和黄骅地区正常对照组血清硒中位数分别为 91.4、89.1 和 83.2 $\mu g/L$，盘山、彰武地区亚甲亢患者与同地区对照组相比血清硒水平明显下降；黄骅亚甲亢血清硒水平也呈下降趋势，但差异无显著意义 | 保护 |
| 杨怡 2009 | 病例对照研究 | 2005—2006 年间楚雄甲亢患者作为病例组，健康人群作为对照组，检测发硒水平 | 50/30 | 楚雄地区甲亢患者作为病例组，健康人群作为对照组 | 病例组血清硒水平为 0.3126 $\mu g/mL$，对照组血清硒水平为 0.3345 $\mu g/mL$，两组之间血清硒水平差异有统计学意义（$P<0.01$） | 保护 |
| Arikan 2015 | 横断面研究 | 在土耳其伊玛目大学医学院妇产科招募甲亢孕妇作为病例组，健康孕妇作为对照组，检测血浆硒水平 | 37/70 | 甲亢孕妇（26±5 岁），健康孕妇（27±5 岁） | 与健康孕妇（91.89±15.89 $\mu g/L$）相比较，病例组血浆硒水平（70.72±9.60 $\mu g/L$）显著降低 | 保护 |
| Federige 2017 | 横断面研究 | 在巴西选取自身免疫性甲状腺病患者作为病例组（分为 HT 组、HT + LT4 组、GD 组、GD+GO 组），健康人群作为对照组，检测血清硒浓度 | 73（14/19/19/21）/27 | 巴西甲亢患者（58±48 岁），对照组（39.2±66.2 岁） | 病例组血清硒水平为 0.054 $\mu g/mL$，对照组血清硒水平为 0.056 $\mu g/mL$，两组之间血清硒水平差异有统计学意义（$P<0.05$） | 保护 |
| Davcheva 2022 | 病例对照研究 | 在保加利亚普罗夫迪医科大学实验室选取甲亢患者作为病例组，选取与之年龄、性别匹配的健康人群作为对照组，对受试者血清硒浓度进行检测 | 41/40 | 保加利亚甲亢患者（44±13 岁），对照组（43±11 岁） | 病例组血清硒水平为 0.069 $\mu g/mL$，对照组血清硒水平为 0.082 $\mu g/mL$，两组之间血清硒水平差异有统计学意义（$P<0.01$） | 保护 |

## 2. 硒补充与甲状腺功能亢进

通过搜索相关研究并进行综合分析，膳食或营养补充剂摄入硒与甲状腺功能亢进也存在一定的关系，且硒对甲亢有保护作用，综合评价为 B，说明硒补充剂可增强甲亢治疗药物对甲亢患者的疗效，并可以显著降低甲亢的发病率。具体研究证据质量及等级评价见表 2.8.9。

饮食硒摄入量和甲状腺功能亢进之间关系的研究共计 5 项，其中 1 项为系统综述、1 项为病例对照研究、1 项为前瞻性队列研究、2 项为随机对照试验。除了 1 项随机对照试验和 1 项系统综述外，其余研究均发现饮食硒摄入量与甲亢的发生密切相关，见表 2.8.10。

表 2.8.9 饮食硒摄入量与甲状腺功能亢进关系的证据体分析

| 内容 | 评级 | 备注 |
| --- | --- | --- |
| 证据等级 | 良 | 1 项系统综述、1 项病例对照、1 项队列研究、2 项随机对照试验 |
| 一致性 | 中 | 1 项病例对照研究、1 项队列研究、1 项随机对照试验均显示补充硒联合甲状腺药物治疗甲亢患者可降低发病率和死亡率，1 项系统综述和 1 项随机对照试验显示膳食硒摄入与甲亢无显著相关性 |
| 健康影响 | 中 | 1 项病例对照研究、1 项队列研究、1 项随机对照试验均显示膳食补充硒对甲亢有益 |
| 研究人群 | 优 | 中国、印度尼西亚、意大利、丹麦 |
| 适用性 | 良 | 适用于中国人群，但存在个别注意事项 |

目前，多项研究表明，硒与甲状腺功能亢进的发病密切相关，甲亢患者通过膳食或营养补充剂摄入硒可显著提高甲亢治疗的早期疗效。

2016 年，来自我国山东青岛大学的研究团队发表了一项前瞻性队列研究，研究者们选取了 21 名甲亢患者作为试验组、20 名甲亢患者作为对照组。所有患者均接受甲巯咪唑的常规治疗，同时试验组接受额外的硒治疗，为期 6 个月，随后进行了为期 18 个月的随访。结果显示，服用硒补充剂的甲亢患者疗效显著高于对照组，说明硒补充剂可以辅助治疗甲亢，对于甲亢具有一定作用。

2022 年，意大利大学的 Gallo 教授以及他的研究团队发表了一项随机双盲对照试验，以评估在服用甲亢治疗药物的同时联合服用硒补充剂和维生素 D 对甲亢治疗的影响。该团队于 2019—2020 年共招募了 42 名志愿者进行研究，其中 21 名患者被随机分配服用甲亢治疗药物、维生素 D 和硒补充剂，21 名患者只服用甲亢治疗药物。结果发现与单药治疗组相比，联合服用甲亢药物、维生素 D 和硒补充剂治疗组 45 天和 180 天后，患者的血清硒浓度显著增加，且血清 FT3、FT4 和 TRAB 浓度明显下降，说明硒联合治疗对甲状腺功能亢进的作用较单独治疗组更为显著。

2016 年，来自印度尼西亚的 Stefani 等人通过检索对多项研究合并进行了系统综述，关于膳食或营养补充剂硒治疗甲状腺功能亢进的研究存在有争议的结果，因此对于膳食硒摄入量高或者服用硒补充剂能否降低甲亢的发生风险仍需要进一步的科学研究。

重庆市急救医疗中心也于 2019 年发表了相关研究，结果也显示我国甲亢患者通过服用硒补充剂与甲亢药物联合治疗 6 个月后患者生存率显著升高。最新于 2022 年所发布的随机对照试验也得出相同的结论，即膳食补充硒对甲亢具有保护作用。

表 2.8.10　饮食硒摄入量与甲状腺功能亢进关系的研究

| 作者年度 | 研究类型 | 研究方法 | 例数（病例/对照） | 研究对象及年龄 | 结果 | 对危险性的影响（增加/无/保护） |
|---|---|---|---|---|---|---|
| Winther 2015 | 随机对照试验 | 将丹麦富宁县 60～74 岁的男性和女性随机分配到每天摄入 100 $\mu$g、200 $\mu$g、300 $\mu$g 富硒酵母治疗组和安慰剂对照组，于干预前、治疗 6 个月和 5 年后测定血浆硒含量和甲状腺功能指标 | 124/122/119/126 | 丹麦富宁县男性和女性（66.1±4.1 岁） | 接受硒治疗组血浆硒浓度显著增加且呈剂量依赖性（$P<0.001$）。血浆 TSH 和 TF4 浓度呈剂量依赖性下降，补充硒每增加 100 $\mu$g/d，血浆 TSH 和 TF4 分别下降 0.066 mIU/L（$P=0.010$）和 0.11 pmol/L（$P=0.015$），因而硒对甲状腺功能影响微小 | 无 |
| Stefani 2016 | 系统综述 | 数据库中检索相关原始研究并进行综合分析 | / | 甲亢患者及正常对照组 | 多项研究表明，补硒对 Graves 病和自身免疫性甲状腺炎患者有益。硒具有重要的免疫调节作用，但补硒对甲状腺功能亢进的影响存在争议 | 无 |
| Wang 2016 | 前瞻性队列研究 | 来自山东青岛大学的研究团队从队列中随机选择 41 例甲亢患者，所有患者接受甲巯咪唑治疗。其中 21 例患者被分配到联合治疗组，接受额外硒补充，为期 6 个月；另外 20 例未补充硒患者作为对照组。研究者进行为期 18 个月的随访，以探讨硒补充剂与甲亢的关系 | 21/20 | 补充硒的甲亢患者（平均年龄 37.4 岁），未补充硒的甲亢患者（平均年龄 38.9 岁） | 接受硒补充的甲亢患者疗效显著高于对照组（对数秩检验 $P<0.05$），提示营养补充剂硒可增强抗甲状腺药物对甲亢患者的疗效，并可以显著降低甲亢的发病率 | 保护 |

| 作者年度 | 研究类型 | 研究方法 | 例数（病例/对照） | 研究对象及年龄 | 结果 | 对危险性的影响（增加/无/保护） |
|---|---|---|---|---|---|---|
| Xu 2019 | 病例对照研究 | 重庆市急救医疗中心的甲亢患者随机分为试验组和对照组，试验组给予甲巯咪唑联合硒治疗，对照组给予甲巯咪唑加安慰剂治疗，检测 FT3、FT4、TSH、TRAb、TPOAb 和 TGAb 水平 | 50/44 | 甲巯咪唑联合硒治疗甲亢患者（40±13岁），甲巯咪唑治疗甲亢患者（39±12岁） | 营养补充剂硒与甲亢药物联合治疗 6 个月后，结果显示，MMI＋硒组的 FT3、FT4 水平显著低于 MMI 组，而 MMI＋硒组的 TSH 水平高于 MMI 组（$P<0.05$），提示硒联合治疗对甲状腺功能亢进的作用较单独 MMI 组更为显著 | 保护 |
| Gallo 2022 | 随机对照试验 | 将甲亢患者随机分配到试验组和对照组，对照组采用甲巯咪唑单独治疗，试验组为硒和维生素 D 联合甲巯咪唑治疗，检测受试者血清硒水平 | 21/21 | 甲巯咪唑单独治疗患者（48±11岁），硒和维生素 D 联合甲巯咪唑治疗患者（46±9岁） | 与甲巯咪唑单独治疗组相比，硒和维生素 D 补充治疗 45 天和 180 天后，患者血清硒浓度显著升高。停用硒 3 个月后，血清硒水平仍然比甲巯咪唑单独治疗组高 | 保护 |

# 硒与甲状腺功能减退

## 一、什么是甲状腺功能减退

甲状腺功能减退简称甲减，是一种全身代谢减退综合征，其主要是机体甲状腺激素的合成和分泌减少导致的。随着人们工作和生活压力的增加，甲状腺疾病的发病率越来越高，尤其是甲状腺功能减退的患病率，呈现出逐年上升的趋势。

据世界卫生组织最新统计数据显示，全球甲状腺功能减退发病率为 6.5%，我国作为甲状腺功能减退的高发国家，甲状腺功能减退患病率约为 17.8%，每年新发病例 2.9%。与男性相比，女性患甲状腺功能减退的风险是男性的 10 倍，这可能与女性体内激素水平密切相关。此外，65 岁以上老年群体发病率偏高，患病率为 8%~18%，这可能与老年患者器官功能减退以及本身患有自身免疫疾病有关。

目前，我国的甲状腺功能减退发病率呈现出明显的地区差异性，具体表现为生活在远离沿海或者是海拔比较高的山区人群，由于地域限制导致土壤水分以及食物中的含碘量较少，很容易引起甲状腺激素合成减少而出现甲状腺功能减退。近年来，随着生活水平的不断提高，人们可以通过饮食进行调整，比如以加碘盐代替普通食盐，多补充一些富含碘和硒的食物也有助于避免甲状腺功能减退的发生。

甲状腺可谓是人体的发动机，它合成并分泌的甲状腺激素，具有促进生长发育、调节机体新陈代谢的作用。一旦甲状腺出现问题，全身的各个器官可能都会受到影响，并且甲状腺功能减退是一种不可自愈的终身性疾病。因此，提前做好预防，对减少甲状腺功能减退的危害十分重要。有甲状腺功能减退家族史以及高危人群应注意自身的健康状况，定期到医院进行体检，重点检查甲状腺功能，防患于未然。此外，还应改变不良饮食习惯，多吃绿色蔬菜和富含蛋白质的食物有助于补充维生素以及提高免疫力，注重日常锻炼，增强自身抵抗力，从而预防甲状腺功能减退的发生。

## 二、硒与甲状腺功能减退的关系

检索硒与甲状腺功能减退的相关文献，参照世界卫生组织推荐的证据评价方法和标准，对体内硒、饮食硒摄入量与甲状腺功能减退关联的文献进行综合评价，其结果如下：

## 1. 体内硒与甲状腺功能减退

通过检索相关文献并进行综合分析，结果显示体内硒和甲状腺功能减退之间存在一定的关系，且甲状腺功能减退患者体内硒水平显著低于健康人群，综合评价为 B，说明缺硒可以使得甲状腺功能减退的发生概率增大。具体研究证据质量及等级评价见表 2.8.11。

体内硒和甲状腺功能减退之间关系的研究，共计 5 项，其中 1 项为 meta 分析，3 项为病例对照研究、1 项为横断面研究。除 1 项横断面研究外，其余研究均发现硒和甲状腺功能减退的发生密切相关，见表 2.8.12。

表 2.8.11　体内硒水平与甲状腺功能减退关系的证据体分析

| 内容 | 评级 | 备注 |
| --- | --- | --- |
| 证据等级 | 良 | 1 项 meta 分析、3 项病例对照研究、1 项横断面研究 |
| 一致性 | 良 | 1 项 meta 分析、3 项病例对照研究均显示甲状腺功能减退患者血清硒水平低于健康人群，其中 1 项病例对照研究显示无统计学意义；1 项横断面研究显示基线血清硒浓度与甲状腺功能减退死亡风险之间呈反比关系 |
| 健康影响 | 优 | 5 项研究均显示体内血清硒水平与甲状腺功能减退有关 |
| 研究人群 | 优 | 中国、德国、土耳其 |
| 适用性 | 优 | 适用于中国人群（特别是缺硒地区人群） |

2008 年，土耳其的 Erdal 教授和他的研究团队发表了一项病例对照研究，该研究旨在探讨高碘地区甲状腺功能减退患者甲状腺替代治疗前后血清微量元素硒的变化。研究共纳入 82 名 5～49 岁的成年人，其中选取甲状腺功能减退患者 39 名作为病例组、选取正常人 43 名作为对照组，检测血清硒水平。结果显示，病例组甲状腺功能减退患者体内血清硒水平为 67.7 $\mu g/L$，对照组正常人为 83.7 $\mu g/L$，甲状腺功能减退患者体内血清硒水平显著低于正常人。

2019 年，伊斯法罕医科大学营养与食品科学学院的 Talebi 等人通过检索多个数据库对血清硒与甲状腺功能减退之间的关系进行了 meta 分析，结果显示甲状腺功能减退患者体内血清硒水平明显低于正常人。多项研究也显示甲状腺功能减退患者体内硒水平较高时，其发生甲状腺功能减退的风险也会降低。

2020 年，德国波茨坦大学食品化学系营养科学研究所的 Mehl 以及他的研究团队，发布了一项在德国柏林小镇进行的横断面研究。研究者们招募了 323 名年龄在 12～48 岁甲状腺功能减退患者作为病例组、200 名健康人作为对照组，进行为期 9 个月的随访观察。结果显示，病例组血清硒水平为 76.9 $\mu g/L$，对照组血清硒水平为 85.1 $\mu g/L$，表明与健康成人受试者相比，病例组血清硒浓度相对较低。

2022 年，来自陕西中医药大学的张小菜等人开展了一项病例对照研究，共纳入 414 例孕期 28～32 周的孕妇作为研究对象，其中患有甲状腺功能减退的 33 例孕妇作为病例组、381 例正常孕妇作为对照组，通过使用技术手段检测患者全血硒水平。结果显示，甲状腺功能减退组孕妇的全血硒水平为 93 $\mu$g/L，正常组孕妇全血硒水平为 98 $\mu$g/L，甲状腺功能减退患者全血硒水平明显低于正常对照组。

表 2.8.12　体内硒水平与甲状腺功能减退关系的研究

| 作者年度 | 研究类型 | 研究方法 | 例数（病例/对照） | 研究对象及年龄 | 结果 | 对危险性的影响（增加/无/保护） |
|---|---|---|---|---|---|---|
| Talebi 2019 | meta 分析（2 项病例对照、11 项横断面研究）13 项 | 从数据库中检索相关原始研究并进行综合分析 | 584/1 324 | 甲状腺功能减退患者及正常对照组 | 随机效应的 meta 分析结果显示，甲状腺功能减退患者血清硒水平低于健康对照组（$P<0.05$） | 保护 |
| Erdal 2008 | 病例对照研究 | 安卡拉古尔哈尼医学院内分泌与代谢系门诊部选取甲状腺功能减退患者作为病例组，年龄匹配的健康人作为对照组，检测受试者血清硒水平 | 43/49 | 土耳其甲状腺功能减退患者（48±5 岁）作为病例组，对照组（49±5 岁） | 病例组的基础硒水平显著低于对照组（67.7±10.4 vs. 83.7±17.3 $\mu$g/dL，$P<0.05$） | 保护 |
| 张爽 2019 | 病例对照研究 | 招募天津市妇女儿童保健中心妊娠期甲状腺门诊检查的亚临床甲减患者作为病例组，甲状腺功能正常者作为对照组，检测全血硒水平 | 117/122 | 亚临床甲减患者（28.37±3.68 岁），甲状腺功能正常者（29.18±4.30 岁） | 亚临床甲减组的全血硒水平为（94.92±19.04）$\mu$g/L，甲状腺功能正常组的全血硒水平为（98.05±17.15）$\mu$g/L，两者差异无统计学意义（$P>0.05$） | 无 |
| Mehl 2020 | 横断面研究 | 在德国柏林就诊的甲状腺功能减退患者作为试验组，健康人作为对照组，评估血清硒浓度 | 61/200 | 甲状腺功能减退患者（平均年龄 48.7 岁），健康对照者 | 说明与健康成人受试者相比，甲减病例组血清硒浓度相对较低 | 保护 |
| 张小菜 2022 | 病例对照研究 | 选取陕西中医药大学第二附属医院接受孕检的妊娠晚期女性，分为甲减组（包括临床甲减及亚临床甲减）和正常组（甲状腺功能正常），分析全血硒水平与甲减发生率的关系 | 33/381 | 甲减孕妇及正常孕妇（18～45 岁） | 甲状腺功能减退组 33 例孕妇的全血硒水平为（93±13）$\mu$g/L，范围 72～118 $\mu$g/L；正常组 381 例孕妇的全血硒水平为（98±13）$\mu$g/L，范围 81～124 $\mu$g/L。正常组的全血硒水平明显高于甲减组，差异有统计学意义（$P<0.05$） | 保护 |

### 2. 硒补充与甲状腺功能减退

通过检索相关文献并进行综合分析得知，通过膳食或营养补充剂途径摄入硒与甲状腺功能减退之间存在一定的关系，且硒对甲状腺功能减退有保护作用，综合评价为 B，说明膳食中摄入足够的硒可以降低甲状腺功能减退的发生风险，并且可以降低甲状腺功能减退死亡率。具体研究证据质量及等级评价见表 2.8.13。

饮食硒摄入量和甲状腺功能减退之间关系的研究共计 6 项，其中 1 项为 meta 分析、1 项为病例对照研究、3 项为随机对照试验、1 项为横断面研究。研究均发现饮食硒摄入量与甲状腺功能减退的发生密切相关，见表 2.8.14。

表 2.8.13　饮食硒摄入量与甲状腺功能减退关系的证据体分析

| 内容 | 评级 | 备注 |
|---|---|---|
| 证据等级 | 良 | 1 项 meta 分析、1 项病例对照研究、3 项随机对照试验、1 项横断面研究 |
| 一致性 | 优 | 1 项 meta 分析、1 项病例对照研究、3 项随机对照试验、1 项横断面研究均显示补充硒可以显著降低甲减发生率和死亡率 |
| 健康影响 | 优 | 1 项 meta 分析、1 项病例对照研究、3 项随机对照试验、1 项横断面研究均显示补充硒对甲减有益，且硒对甲减有保护作用 |
| 研究人群 | 优 | 中国、奥地利、意大利 |
| 适用性 | 优 | 直接适用于中国人群 |

2016 年，意大利布雷西亚大学的内分泌科发表了一项随机对照试验，该研究在 2013—2014 年共招募了 192 例甲状腺功能减退患者进行研究，其中 96 名患者予以硒补充剂并持续 4 个月，96 名患者予以安慰剂。结果显示，补硒可使 1/3 的甲状腺功能减退患者的甲状腺功能恢复正常，并且降低甲状腺功能减退的发生风险。

为了更加充分地调查膳食硒摄入量和甲状腺激素之间的关系，2021 年周小月等人发表了一项在我国北华大学附属医院进行的人群试验，共选取了 80 例甲状腺功能减退患者，以治疗方法不同为依据将其分为两组，每组 40 例。其中对照组服用左甲状腺素钠，试验组在服用左甲状腺素钠的基础上增加服用硒补充剂硒酵母片，两组均需接受 6 个月的不间断治疗。研究结果显示，经治疗后，FT3、FT4 水平对比，试验组均较对照组高，而 TSH 水平试验组较对照组低，试验组 TgAb、TPOAb 水平较对照组低，提示选择硒酵母联合左旋甲状腺素钠治疗甲状腺功能减退取得了显著的效果，甲状腺功能减退患者的甲状腺功能得到改善，这说明服用硒补充剂可以在一定程度上预防甲状腺功能减退的发生发展。

2022 年，我国武汉大学公共卫生学院的 Liu 及其研究团队发表的一项横断面研究分析了膳食微量元素硒摄入与甲状腺功能减退发生风险之间的关系。该研究在 2007—2012 年根据国家健康和营养检查调查（NHANES）共纳入 5 575 名甲状腺功能减退的成年人，并开展了 2 年的随访。通过 24 小时膳食回忆访谈的方式分析膳食硒摄入量与甲状腺功能减退发病率之间的相关性。结果显示，膳食硒摄入量的增加与 TT4 和 TT3 呈负相关，膳食硒摄入对甲状腺功能减退的发生发展具有一定保护作用。

最新于 2021 年发布的一篇 meta 分析也得出相同的结论，即补充硒对甲状腺功能减退患者具有保护作用。

表 2.8.14　饮食硒摄入量与甲状腺功能减退关系的研究

| 作者年度 | 研究类型 | 研究方法 | 例数（病例/对照） | 研究对象及年龄 | 结果 | 对危险性的影响（增加/无/保护） |
|---|---|---|---|---|---|---|
| 包丽颖 2021 | meta 分析（11 项随机对照研究） | 从数据库中检索相关原始研究并进行综合分析 | 507/500 | 甲状腺功能减退患者及正常对照组 | 随机效应的 meta 分析结果显示，通过硒补充治疗后可降低甲减的患病率，并对患者具有保护作用（$P<0.05$） | 保护 |
| Pirola 2016 | 随机对照试验 | 意大利布雷西亚大学医学院内分泌部门招募的甲状腺功能减退患者被分为病例组和对照组，病例组接受口服硒代蛋氨酸治疗，对照组不接受任何治疗，测定甲状腺激素谱（TSH、FT4）和 TPOAb | 96/96 | 接受口服硒代蛋氨酸治疗甲状腺功能减退患者（32.2 ± 7.0 岁），对照组（33.1±6.4 岁） | 补硒可使 1/3 的亚临床甲减伴自身免疫性甲状腺炎患者的甲状腺功能恢复正常 | 保护 |
| 向丽华 2019 | 随机对照试验 | 选取重庆医科大学附属第三医院收治的甲减患者分为对照组和观察组，对照组给予左旋甲状腺素钠治疗，观察组在对照组基础上予以硒酵母片治疗，比较两组临床指标、甲状腺功能和血脂水平等 | 40/40 | 甲减患者观察组（42.39 ± 6.54 岁），甲减患者对照组（42.53±6.37 岁） | 治疗后，观察组血清 TSH、TG、TC、LDL-C、TPOAb、TGAb 水平均较对照组低，血清 FT3、FT4、HDL-C 水平较对照组高（$P<0.05$）。硒酵母片联合左旋甲状腺素钠治疗甲减患者，可增强治疗效果，调节血清甲状腺激素、血脂水平，降低甲状腺自身抗体水平，并具有较高安全性 | 保护 |

| 作者年度 | 研究类型 | 研究方法 | 例数（病例/对照） | 研究对象及年龄 | 结果 | 对危险性的影响（增加/无/保护） |
|---|---|---|---|---|---|---|
| 周小月2021 | 病例对照研究 | 选取就诊甲减患者以治疗方法不同为依据分为2组，分别作为病例组和对照组，对比组间治疗前后甲状腺功能（FT4、FT3、TSH）、甲状腺自身抗体水平（TgAb、TPOAb） | 40/40 | 甲减患者病例组（48±8岁），甲减患者对照组（49±7岁） | 治疗后，病例组FT3、FT4水平均较对照组高，而TSH、TgAb、TPOAb水平较对照组低，且组间总有效率对比，病例组（92.5%）较对照组（75.0%）高，提示甲减治疗时选择将硒酵母与左旋甲状腺素钠联合取得了显著的效果 | 保护 |
| Liu2022 | 随机对照试验 | 2007—2012年根据国家健康和营养检查调查数据随机选取患有甲减的成年人，并开展了2年的随访，进行跟踪调查，检测甲状腺激素和促甲状腺激素水平 | 5 575 | 中国甲状腺功能减退患者（64±20岁） | 膳食硒摄入量的增加与TT4($\beta=-0.383,95\% CI$：$-0.695,-0.070$）、TT4/TT3($\beta=-0.003,95\% CI$：$-0.006\sim-0.000\ 4$）呈负相关 | 保护 |
| Lu 2023 | 横断面研究 | 根据NHANES数据库2007—2012年数据进行横断面研究，评估膳食硒摄入量与新发甲状腺功能减退症之间的关联 | 131/6 271 | 甲状腺功能减退症患者（48.8±1.3岁），健康者（45.6±0.4岁） | 新发甲状腺功能减退症组低硒摄入量的患者人数高于正常组（33.84%＞24.82%）。膳食硒摄入量低可能与甲状腺功能减退症的风险增加有关 | 保护 |

# 第九节　硒与眼部疾病

# 硒与眼底疾病

## 一、什么是眼底疾病

眼底位于眼球后部，包括眼球内部的玻璃体、视网膜、脉络膜等结构，当这些结构出现病变发生疾病时，统称为眼底疾病。眼底疾病是中老年人视力下降的主要原因之一，其病因复杂，疾病种类繁多，致盲率高，与遗传因素和环境因素密切相关。

据世界卫生组织发表的《世界视觉报告 2020》数据显示，全球至少有 22 亿人视力受损或失明，其中 3 700 万盲人和 1.24 亿视力低下者都是由眼底疾病所导致的。多项研究表明，全球眼底疾病的发病率在不同地区之间存在着一定的差异性，具体表现为农村高于城市，且约 90% 的视力受损者生活在中低收入国家，这可能与农村及偏远地区医疗资源严重匮乏，很多眼部疾病患者得不到及时有效的治疗而导致失明有关。

目前我国眼底疾病患者总数已超过 4 000 万人，且每年新增患病人数超过 300 万。其中，40～60 岁的中老年人是眼底疾病的高发人群，这可能与用眼过度以及随着年龄的增长患糖尿病、高血压等疾病概率增加，导致眼底疾病的风险也会有所增加有关。

近年来，由于我国人口老龄化不断加快，老年人预期寿命的延长，使得眼底疾病的发病率逐年升高，超过 2/3 的眼底疾病患者面临着失明的危险。这也说明提前预防眼底疾病至关重要，要养成健康的生活习惯，戒烟戒酒，提倡低脂、低胆固醇饮食，适当进行体育锻炼，增强自身免疫力。青少年也应避免过度用眼。此外，紫外线等有害光线可以穿透视网膜，在强阳光下进行户外活动时，应注意佩戴墨镜，避免直视强光而造成视网膜损伤。糖尿病、高血压、高血脂等疾病也均可导致眼底病变，有家族史的高危人群应当定期前往医疗机构进行眼底检查以了解自身眼底的形态变化，预防眼底疾病的发生、发展。

## 二、硒与眼底疾病的关系

检索硒与眼底疾病的相关文献，体内硒、饮食硒摄入量与眼底疾病的关联文献较少，分别对其进行简要描述，结果如下：

## 1. 体内硒与眼底疾病

2006 年，中南大学湘雅医学院发表了一项病例对照研究。在该医院选取 92 名 2 型糖尿病患者作为病例组，其中 45 名无视网膜病变糖尿病患者、47 名有视网膜病变糖尿病患者；对照组为 42 例正常健康人。血清硒检测结果显示，病例组无视网膜病变糖尿病患者体内的血清硒水平为 3.98 $\mu g/L$，有视网膜病变糖尿病患者体内的血清硒水平为 2.48 $\mu g/L$，而正常对照组血清硒水平为 9.57 $\mu g/L$。这表明病例组患者体内血清硒水平含量要显著低于健康人群，且存在视网膜病变的糖尿病患者体内的血清硒水平更低。

2007 年，我国华中科技大学附属同济医院眼科的教授及其研究团队发表了关于硒与视网膜病变关系的研究，研究选取了 30 名视网膜病变的早产儿患者作为病例组以及 18 名健康人作为正常对照组，利用技术手段检测了两组志愿者的血清硒水平。结果显示，病例组血清硒水平为 134.07$\mu g/L$，而正常对照组血清硒水平为 202.92 $\mu g/L$，表明视网膜病变的早产儿患者体内血清硒水平明显低于正常对照组。

## 2. 硒补充与眼底疾病

2021 年，首都医科大学附属医院眼科的研究团队也发表了一项病例对照研究，该研究旨在探讨硒和维生素 E 补充剂的摄入与视网膜病变发病风险之间的关系。研究者们在北京市德胜社区招募 2 型糖尿病视网膜病变患者，所有受试者都接受了标准化的评估，包括问卷、眼部和人体测量检查以及实验室测试。研究者们调查了 199 例视网膜病变患者和与之相匹配的 336 例正常人的膳食情况，并检测两组志愿者体内血清硒水平。结果表明，硒补充剂和维生素 E 可以延缓视网膜病变患者的病程进展，视网膜病变患者体内血清硒水平显著低于正常对照组，且血清硒基线水平与视网膜病变患者的发病率呈负相关，即硒补充剂对视网膜病变患者具有保护作用。

为了进一步明确使用硒营养补充剂是否可以降低视网膜病变的发生风险，吉林市中心医院内分泌科的研究团队在该医院进行了一项人群试验。研究者们随机选取了 50 名视网膜病变患者作为试验组、50 名健康人作为对照组，试验组予以口服羟苯磺酸钙和硒酵母片治疗，而对照组只予以口服氢苯磺酸钙治疗，干预时间为 6 个月，于治疗前及治疗 6 个月后进行荧光素眼底血管造影检查。研究显示，治疗 6 个月随访时，两组患者视力均高于治疗前，且试验组高于对照组，说明采用硒酵母片联合羟苯磺酸钙治疗糖尿病视网膜病变疗效颇佳，补充硒的摄入可在一定程度上延缓 2 型糖尿病患者的视网膜病变发展。

截至目前，虽然关于硒与眼底疾病关系的研究较少，但现有研究都表明，硒与眼底疾病的发生发展之间存在一定的关系，在日常生活中增加食用富硒食品或者服用硒补充剂可以延缓眼底疾病的进展并对眼底疾病具有保护作用。

# 硒与白内障

## 一、什么是白内障

白内障是指由于老化、遗传、局部营养障碍、免疫代谢异常、外伤、中毒、辐射等导致晶状体发生浑浊，进而导致人体出现视力下降、视物模糊等视觉障碍性疾病。当白内障病情进展时，严重的话可导致失明。

白内障主要分为先天性白内障和后天获得性白内障。先天性白内障一般是由于家族遗传以及基因突变等遗传因素所导致的；而后天获得性白内障主要与吸烟、年龄增大、其他疾病累及以及紫外线照射等导致的。据研究发现，随着人们生活水平的提高，糖尿病等代谢疾病也是加快白内障疾病发展的重要诱因，这也使得白内障疾病发病年龄逐渐低龄化。

目前，老年型白内障发病率占比最高。有一项调查研究显示，在60岁以上的老年人群中有96％的人患有白内障疾病。尽早的药物治疗及手术治疗可以很大程度地减轻失明等后遗症的发生。

近年来，白内障仍然是全球第一位致盲性眼病，发病率占比90％以上，据统计患病人数高达6 520万。在发展中国家，白内障的致盲率更是高达51％，在40岁以上人群中白内障的发病率为11.8％～18.8％。

此外，我国白内障的发病情况还呈现出一定的地域差异性，具体表现为紫外线相对较强的高原地区发病率高于紫外线相对较弱的地区，农村高于城市，这是由于农村医疗水平有限，人群重视程度不同等多种因素所致。另有数据表明，白内障好发于50岁以上的中老年人群，且女性发病率高于男性，这可能与年龄增长免疫力下降、激素水平下降等多种因素有一定的关系。

近年来，随着全球人口老龄化的加剧，白内障的发病率也呈现出一定的上升趋势，由此不仅影响个人的生活质量、加剧家庭经济负担，还会对我国的社会经济发展以及医疗资源利用产生较大的影响。因此，预防白内障的发生发展就显得尤为重要。作为白内障的高发人群，50岁及以上的人群应该注重基础代谢性疾病的治疗，控制如糖尿病、高血压等慢性病的发生发展，做到爱眼、护眼等。对于有如吸烟等不良生活习惯的人群，应积极改变不良生活习惯，尽早控烟控酒、戒烟戒酒等。此外，对于高原地区人群以及室外作业人群，也应该注意避免强光以及紫外线等照射对眼部的损害。在日常生活中，大家也应该注意用眼卫生、合理用眼、定期体检以及均衡饮食和健康生活，预防白内障的发生发展。

## 二、硒与白内障的关系

检索硒与白内障的相关文献，体内硒、饮食硒摄入量与白内障的关联文献较少，分别对其进行简要描述，结果如下：

### 1. 体内硒与白内障

多项研究显示，硒与白内障之间存在着一定的关系，而血清硒水平较低可能会增加白内障的患病概率。

1988 年，欧洲的 Jaegues 教授及其团队在相关的研究中发现，血清硒含量高于 1.27 $\mu g/L$ 的人群中白内障的发病率会显著增加。而在后期 Akession 教授进行了一些相关的研究，发现血清硒含量高的人群中的白内障发病率不会显著增加，反而呈下降趋势。

1993 年，来自我国的商福教授在一项病例对照研究中发现，白内障组的血清硒含量明显低于正常人群组，但其晶状体中硒含量却略高于正常人群组（$P>0.05$）。

1995 年，Karakucuk 教授及其团队开始对硒与白内障之间的关系展开研究，通过病例对照研究发现白内障组血清硒与房水硒含量明显低于正常对照组，而两组的晶状体硒含量则数值相近，一般认为血清硒含量低，血液中相关的 GSH-Px 活性也低，这种情况在人眼晶状体中可能存在，但目前还未得到相关证明。

为了进一步地研究与证实硒与白内障之间的关系，2018 年来自波兰的 Michal 教授及其团队发表了一项硒与白内障之间的关系的相关研究，共选取了 275 名参与者，其中 94 名为患有白内障疾病的患者、181 名为无眼部疾病的健康人群。研究结果发现，75～85 $\mu g/L$ 的血清硒水平与白内障的最低患病率相关，这就表明了较低的血清硒水平可能是构成白内障的潜在危险因素。

### 2. 硒补充与白内障

1997 年，来自我国的赵冰教授通过试验观察口服硒药物对老年性白内障患者视力的影响，选取硒治疗组 51 例（102 只眼）、对照组 25 例（50 只眼），共观察 3～6 个月。结果发现，随着血硒水平的提高，治疗组视力明显高于对照组，这就表明硒的补充对于白内障患者的病情发展具有一定的缓解及治疗效果。

2009 年，Li 教授发表了高硒摄入与年龄相关性白内障之间关系的研究，在我国高硒地区——湖北恩施州采用横断面的研究方法，共选取了 1 522 名 50 岁以上的老年人作为研究对象。结果显示，50～59 岁年龄组白内障患病率为 13.41%，60～69 岁组为 42.15%，70 岁以上组为 61.9%。经过对比研究发现，高硒地区年龄相关性白内障患病率并没有明显增加，也没有明显降低。这就表明硒摄入与白内障发病率并没有直接相关性。

2023 年，我国的 Xu 教授及其研究团队发表了一项关于硒摄入与白内障关系之间的研究，研究对象共选取 7 525 名受试者，在 50 岁及以上的非裔美国人及 55 岁以上的美国成人中进行了硒补充的试验研究。结果表明，硒的摄入量和白内障的发病率之间存在显著的负相关。

目前，关于膳食硒及血清硒的补充与白内障关系的研究报道相对较少，部分研究也表明两者之间并无相关性。因此，硒的补充仍需谨慎及适量，有待进一步的科学研究来考察证实，从而实现硒的科学利用，以期为白内障的预防与治疗提供新的方案及思路。

# 硒与甲状腺相关眼病

## 一、什么是甲状腺相关眼病

甲状腺相关眼病，又称 Graves 眼病，是与自身免疫性甲状腺疾病相关的器官特异性自身免疫性疾病，其发病率在成人眼眶病中最高。甲状腺相关眼病是 Graves 病最常见的甲状腺外症状，通常发生在 25%～50% 的甲状腺 Graves 病患者中。随着病程的推进，有将近 3%～8% 严重的甲状腺相关眼病伴甲状腺功能障碍性视神经病变或角膜溃疡的患者则可能会永久性视力丧失。

一般来说，甲状腺相关眼病可发生在各个年龄阶段的人群，但从流行病学角度来看，除老年患者男女比例有所下降外，一般好发于 40 岁以上人群，且女性患者数量是男性患者数量的 4～5 倍。这可能与人年龄增长免疫力下降、身体激素水平不稳定、生活环境、吸烟、个人情绪等一系列因素有关。

研究表明，甲状腺相关眼病的发生率在不同国家和地区存在一定的差异，白种人患病率高于黄种人且病情严重，这可能与人体自身免疫、环境气候、遗传因素等多种因素有关。而在我国，城市的患病率高于农村，这可能与城市发展较快导致的空气环境质量差、人们的生活压力变大等多种因素相关。此外，吸烟人群更容易患甲状腺相关眼病并发生进行性和更为严重的眼眶疾病。

作为甲状腺相关眼病的高发人群，应该注意甲状腺基础病的治疗，控制病情的发展。对于有吸烟、熬夜等不良生活习惯的人群，应积极改变不良生活习惯，同时应该养成定期健康查体的习惯，对疾病做到早发现、早诊断、早治疗。此外，个人应加强锻炼，注意饮食搭配，营养均衡，提高身体免疫力。

## 二、硒与甲状腺相关眼病的关系

检索硒与甲状腺相关眼病的相关文献，参照世界卫生组织推荐的证据评价方法和标准，对体内硒、饮食硒摄入量与甲状腺相关眼病关联的文献进行综合评价，其结果如下：

### 1. 体内硒与甲状腺相关眼病

通过搜索相关的研究并进行综合分析，结果显示体内硒与甲状腺相关眼病之间存在一定的关系，并且发现甲状腺相关眼病的患者体内的体内硒水平较未患甲状腺相关疾病人群的体内硒水平低，综合评价等级为 B，说明人体内缺硒可使甲状腺相关眼病的发病概率增加，具体研究质量及等级评价见表 2.9.1。

体内硒和甲状腺相关眼病之间关系的研究共计有 3 项病例对照研究，均发现人体内血清硒含量与甲状腺相关眼病之间存在一定的关系，见表 2.9.2。

**表 2.9.1　体内硒水平与甲状腺相关眼病关系的证据体分析**

| 内容 | 评级 | 备注 |
|------|------|------|
| 证据等级 | 良 | 3 项病例对照研究 |
| 一致性 | 优 | 3 项病例对照研究显示甲状腺相关眼病患者体内硒水平显著低于未患有甲状腺相关眼病人群血清硒水平 |
| 健康影响 | 优 | 3 项病例对照研究显示甲状腺相关眼病患者体内硒水平降低，并且与未患有甲状腺相关眼病人群存在显著差异 |
| 研究人群 | 优 | 中国、澳大利亚、泰国 |
| 适用性 | 良 | 适用于中国人群，但存在个别注意事项 |

根据多项研究显示，硒与甲状腺相关眼病之间存在着一定的关系，血清硒的浓度降低可以增加甲状腺相关眼病的发病概率。

2013 年，来自澳大利亚的 JWU 教授及其团队共选取了 198 例患有 Graves 眼病患者参加病例对照研究，其中 101 例 Graves 眼眶病患者、97 例不伴有眼眶病变的 Graves 眼病患者。研究发现甲状腺相关眼病患者血硒水平低于不伴有眼眶病变的 Graves 眼病患者，平均血清硒水平随着甲状腺相关眼病严重程度的增加而降低。

为了进一步证实血清硒与甲状腺相关眼病的发病之间的关系，2022 年来自我国山西省眼科医院的张鹏等人发表了一项综合研究试验分析。结果显示，甲状腺相关眼病患者血清硒浓度为（1.55±0.21）$\mu$mol/L，对照组健康人群血清硒浓度为（1.79±0.18）$\mu$mol/L，高血清硒可以降低甲状腺相关眼病的发病风险。另外，Mingkwan 教授经过相关的试验研究分析后得出，甲状腺相关眼病重症患者、轻症患者血清硒水平低于硒临界值

（93 $\mu$g/L）的人数占比分别为 48.5%、12.5%（$P<0.001$）。不难看出，甲状腺相关眼病重症患者人数占比明显高于甲状腺相关眼病轻症患者人数占比，说明血清硒水平降低是患甲状腺相关眼病的重要危险因素。

表 2.9.2 体内硒水平与甲状腺相关眼病关系的研究

| 作者年度 | 研究类型 | 研究方法 | 例数（病例/对照） | 研究对象及年龄 | 结果 | 对危险性的影响（增加/无/保护） |
|---|---|---|---|---|---|---|
| Khong 2014 | 病例对照研究 | 澳大利亚维多利亚耳眼医院选取已登记甲状腺相关眼病患者，对照组选择同期未患甲状腺相关眼病患者，比较血清硒水平 | 101/97 | 甲状腺相关眼病患者（54±12岁）及未患甲状腺相关眼病患者（47±14岁） | 病例组血清硒水平约1.10 mol/L，对照组血清硒水平约 1.19 mol/L，两组之间血清硒水平差异具有统计学意义（$P<0.05$） | 保护 |
| 张鹏 2022 | 病例对照研究 | 山西省眼科医院首次确诊为甲状腺相关眼病（TAO）患者（分为轻度 TAO 组和中重度 TAO 组）作为病例组，以体检健康者为对照组，进行详细问诊及眼部检查后，检测空腹血硒水平 | 248/100 | 甲状腺相关眼病（TAO）患者，分为轻度 TAO 组（41.26±12.32 岁）和中重度 TAO 组（48.13±12.59岁）；体检健康者（48.40±13.02 岁） | 健康组、轻度 TAO 组以及中重度 TAO 组患者的血硒水平分别为（1.79±0.18）$\mu$mol/L、（1.61±0.16）$\mu$mol/L、（1.55±0.21）$\mu$mol/L，TAO 患者血硒水平低于健康组，中重度 TAO 组血硒水平低于轻度 TAO 组，两两比较差异均有统计学意义（$P<0.05$） | 保护 |
| Lumyongsatien 2021 | 病例对照研究 | 泰国总统府医院眼科选取甲状腺相关眼病重症患者，对照组选择同期患有甲状腺相关眼病轻症患者，测定血清硒水平 | 68/32 | 甲状腺相关眼病重症患者（49.41±11.2岁）及甲状腺相关眼病轻症患者（47.38±14.4岁） | 甲状腺相关眼病重症患者、轻症患者血清硒水平低于硒临界值（93 $\mu$g/L）的人数占比分别为48.5%、12.5%（$P<0.001$） | 保护 |

## 2. 硒补充与甲状腺相关眼病

通过检索相关文献得知，膳食或营养补充剂摄入硒与甲状腺相关眼病也存在一定的关系，且硒对甲状腺相关眼病具有保护作用，综合评价为 B，说明膳食中摄入足够的硒可以降低甲状腺相关眼病的发生风险，并且效果显著。具体研究证据质量及等级评价见表 2.9.3。

饮食硒摄入量和甲状腺相关眼病之间关系的研究共计 3 项，其中 2 项为随机对照研究、1 项为病例对照研究。研究均发现饮食硒摄入量与甲状腺相关眼病的发生密切相关，见表 2.9.4。

表 2.9.3　饮食硒摄入量与甲状腺相关眼病关系的证据体分析

| 内容 | 评级 | 备注 |
|---|---|---|
| 证据等级 | 良 | 2 项随机对照研究、1 项病例对照研究 |
| 一致性 | 优 | 2 项随机对照研究、1 项病例对照研究均显示补充硒可以显著降低甲状腺相关眼病发病率，并且硒对甲状腺相关眼病治疗作用效果显著 |
| 健康影响 | 优 | 2 项随机对照研究、1 项病例对照研究均显示补充硒对甲状腺相关眼病治疗有益，且硒对甲状腺相关眼病有保护作用 |
| 研究人群 | 优 | 中国、意大利 |
| 适用性 | 优 | 直接适用于中国人群 |

2011 年，来自意大利的 Marcocci 教授及其团队发表了一项随机对照研究，比较了 159 名轻度甲状腺相关眼病患者口服亚硒酸钠、己酮可可碱或安慰剂之后的病情变化。结果显示，治疗 6 个月后口服硒制剂组相比于另外两组显著改善患者生活质量，减少眼部受累，减缓病情进展；停药 6 个月后患者眼部表现仍无明显加重，表明硒制剂的作用在停药后仍持续存在。

2017 年，广州医科大学第二附属医院的肖新怀等人在关于硒补充剂辅助治疗甲状腺相关眼病的相关研究中发现，选取 Graves 眼病伴轻度突眼患者共 65 例，随机分为对照组、观察组，分别给予甲状腺药物、甲状腺药物及硒酵母片，治疗 6 个月后硒可以明显减轻甲状腺疾病及甲状腺相关眼病的症状。

2017 年，我国的朴司晨等对东北辽宁地区的 74 名轻、中度甲状腺相关眼病患者进行病例对照研究，比较了 46 例患者口服硒酵母片和 28 例患者口服安慰剂之后的病情变化。结果显示口服硒酵母片的患者眼部症状、体征及生活质量均明显改善，且于停药半年后治疗效果仍可维持。

目前，膳食硒或硒补充剂对甲状腺相关眼病的治疗被证实具有显著疗效，但是这是基于人体硒不足的情况下进行适量补充，并且仍无法准确说明补充硒或者膳食硒摄入量高是否可以预防及治疗甲状腺相关眼病。因此，对于硒的补充仍需谨慎和适量，从而做到正确预防和治疗甲状腺相关眼病。

表 2.9.4　饮食硒摄入量与甲状腺相关眼病关系的研究

| 作者<br>年度 | 研究类型 | 研究方法 | 例数<br>(病例/<br>对照) | 研究对象及<br>年龄 | 结果 | 对危险性<br>的影响<br>(增加/<br>无/保护) |
|---|---|---|---|---|---|---|
| —<br>Marcocci<br>2011 | 随机对照研究 | 选取甲状腺相关眼病患者分别给予口服亚硒酸钠、己酮可可碱或安慰剂,疗程为6个月,治疗结束后随访6个月,通过眼科整体评估疗效 | 54/48/50 | 硒补充治疗Graves眼病患者(43±11岁),已酮可可碱治疗Graves病患者(44±12岁)及安慰剂治疗Graves病患者(45±11岁) | 与安慰剂组相比,硒治疗显著改善了Graves眼病患者的生活质量(P<0.001)和减少眼部受累程度(P=0.01),并延缓Graves病进展(P=0.01) | 保护 |
| 肖新怀<br>2017 | 随机对照研究 | 广州医科大学附属第二医院的内分泌科选取65例Graves眼病伴轻度突眼患者,随机分为对照组和试验组。分别测量治疗前及治疗后6个月血清甲状腺激素水平、促甲状腺激素水平、眼球突出度变化、甲状腺自身抗体及细胞因子水平 | 30/35 | 硒联合甲巯咪唑治疗Graves眼病患者(44.6±10.2岁),甲巯咪唑治疗Graves病患者(43.0±11.0岁) | 硒补充治疗6个月后,可明显减轻甲状腺相关疾病及甲状腺相关眼病的症状(P<0.05) | 保护 |
| 朴司晨<br>2017 | 病例对照研究 | 在中国医科大学附属第一医院门诊收集轻、中度Graves病患者,随机分为试验组和对照组,试验组给予硒酵母片治疗,对照组给予同等剂量安慰剂,评估甲状腺抗体水平、眼部症状与体征等指标 | 46/28 | 硒酵母片治疗Graves眼病患者(43±12岁),安慰剂治疗Graves眼病患者(44±13岁) | 经过病例对照研究得出富硒酵母片对甲状腺相关眼病具有良好的治疗作用,并且停药半年效果仍可维持(P<0.05) | 保护 |

# 第十节　硒与皮肤性疾病

# 硒与紫外线晒伤

## 一、什么是紫外线晒伤

紫外线晒伤，是皮肤过度暴露于太阳紫外线或人工紫外线光源而引起暴露处皮肤的急性光毒性反应。皮肤是接受紫外线辐射最多、最容易发生辐射损伤的器官，过量的日光暴露能产生物理损伤或生物学效应，可引起皮肤屏障破坏，导致皮肤或者其附属器官组织损伤致功能障碍，引发多种皮肤问题，造成晒伤、光老化、免疫抑制、皮肤色素沉着与皮肤癌等多种皮肤损伤。

在相关研究中指出，虽然紫外线暴露是晒伤的直接原因，但晒太阳时间长、对皮肤美黑的过分追求、体力活动多、饮酒、吸烟可能是晒伤的危险因素，因此，正确的防晒措施是避免晒伤的保护因素，例如穿长袖衣裤、使用遮阳帽（宽檐帽）、避免晒太阳、使用太阳镜等。

根据国外的一项统计调查显示，大约有 34% 的人有过至少一次的晒伤。同时 2005 年、2010 年和 2015 年美国国家健康访问调查数据显示，美国每年约超过 1/3 的成年人发生晒伤，平均年晒伤次数从 2010 年的 2.37 次上升到 2015 年的 2.62 次。

研究显示，晒伤可发生在全年龄段人群，但是低龄儿童人群及成年男性属于高发人群，这与儿童的皮肤高度敏感性、自我防护意识欠缺及成年男性的体力活动多及饮酒、吸烟等多方面因素有关。

研究表明，紫外线晒伤的发病率与不同地区、紫外线指数以及季节有关。具体表现为高原高于平原，这可能与高原日照时间长、紫外线强度高有关；夏季高于冬季，这与夏季日照时间较长且紫外线强度高于冬季有关。此外，浅肤色人群在高强度紫外线照射后更易发生晒伤。

紫外线晒伤不仅可以给个人生活质量和家庭经济带来一定的负担，同时也会对国家的医疗资源和社会经济发展产生一定的影响。因此，从事户外作业等高危工作人群应注意加强职业工作防护；具有家族晒伤史的人群以及皮肤高敏感性等高危人群也应该密切关注自身健康。此外，普通群众在日常生活中也应该注意防晒，平衡饮食，加强自身营养，提高自身免疫力。

## 二、 硒与紫外线晒伤的关系

检索硒与紫外线晒伤的相关文献，未检索到体内硒与紫外线晒伤的关联文献，饮食硒摄入量与紫外线晒伤的关联文献较少，对其进行简要描述，结果如下：

1991年，Ruche教授发表了相关研究，研究人员分析了一种有机硒和一种维生素复合物防止人体皮肤在紫外线辐射下形成晒伤细胞的能力。补充硒3周后，特别是与维生素结合使用，对紫外线造成的细胞损伤有相对的保护作用，说明硒的抗氧化特性可以对紫外线晒伤起到保护的作用。

2002年，Greul发表了在健康的女性志愿者中补充硒的相关研究，数据显示，补充硒会降低紫外线诱导损伤因子的表达，这在光保护过程中很重要。最终得出结论：硒的抗氧化功能及特性可以选择性保护皮肤免受太阳的辐射伤害。

目前，国内外对于膳食硒及硒补充剂与紫外线晒伤之间的关系研究甚少。硒补充剂是否可以真正地预防及缓解紫外线晒伤，需要更进一步的科学研究实验证实。我们在日常生活中对于硒的补充仍需谨慎，更科学更有效地预防及缓解紫外线晒伤。

# 硒与特应性皮炎

## 一、 什么是特应性皮炎

特应性皮炎，又名特应性湿疹，是一种遗传易感的皮肤病，主要表现为反复发作、常伴有皮肤干燥和瘙痒的慢性湿疹样皮疹。患者通常具有过敏性疾病的个人史和家族史。

有研究显示，父母患有哮喘、过敏性鼻炎或食物过敏，后代患有特应性皮炎的风险要高出1.5倍。当父母其中一方患有特应性皮炎时，其子女发生特应性皮炎的风险增加3倍；而父母双方均患有特应性皮炎时，患有特应性皮炎的风险增加5倍。检查同卵双胞胎和异卵双胞胎发病率，发现特应性皮炎的风险分别为72%～86%和21%～23%。

相关统计数据显示，特应性皮炎是一种慢性炎症皮肤病，在全世界影响高达15%～20%的儿童和1%～10%的成年人。近30年全球的特应性皮炎的发病率呈逐年升高的趋势，不仅在城市化程度和经济水平均较高的国家，在发展中国家也有较高的患病率，这可能与城市化、工业化有关。

一般来说，特应性皮炎在全年龄段人群均可以发生，但通常好发于婴幼儿及儿童时期，1岁前发病患者约占全部患者的50%，90%的患者最大年龄为4岁。成年人患有特应性皮炎主要来自儿童时期，也有新的成年病例，但占比较少。这可能与婴幼儿及儿童患者的身体抵抗力较弱、皮肤屏障功能不完善以及家族遗传等多种因素有关。

研究表明，我国特应性皮炎的发病率在不同地区之间存在着一定的差异，具体表现为城市高于农村，这可能与城市地区环境污染和存在有毒化学物质有一定的关系，特应性皮炎在全国范围内均有发病，暂无南北方差异的存在。生活习惯、饮食结构等也是造成这一现象的重要原因，研究证实接触过敏原也会增加特应性皮炎的发病概率。

特应性皮炎的预防尤为重要，有特应性皮炎家族史的人以及高危人群应注意自身健康状况，定期进行体检。同时，早发现、早诊断、早治疗对于特应性皮炎的预防和治疗有着十分重要的意义。此外，普通人群应该加强体育锻炼，调整饮食结构，保持良好的生活习惯，提高免疫力。

## 二、 硒与特应性皮炎的关系

检索硒与特应性皮炎的相关文献，体内硒、饮食硒摄入量与特应性皮炎的关联文献较少，分别对其进行简要描述，结果如下：

### 1. 体内硒与特应性皮炎

有研究显示，硒与特应性皮炎之间存在着一定的关系，而人体硒水平较低可能会增加特应性皮炎的发生风险。

2010 年，来自斯伐洛克的 Plankova 教授及其团队发表了一项研究，选取患有特应性皮炎患者 100 例，同时期未患皮肤疾病的健康人群 100 例。结果显示，特应性皮炎患者血浆硒水平为 40.3 $\mu g/L$，对照组血浆硒水平约为 61.5 $\mu g/L$，说明血浆硒水平较低可能是引起特应性皮炎患病率高的重要因素。

2019 年，Alexandra 进行了系统的搜索归纳总结，以确定服用微量营养素硒与特应性皮炎之间的关系，通过回顾 49 项研究发现人体硒水平降低会加重特应性皮炎的病情。

### 2. 硒补充与特应性皮炎

1989 年，Fairris 教授及其团队进行了一项随机双盲研究，在 60 名患有特应性皮炎的成年人的正常日常饮食中加入了富硒酵母，共分为三组，为期 12 周。第一组单独服用 600 $\mu g$ 硒，第 2 组服用 600 $\mu g$ 硒加 600 IU 的维生素 E，第 3 组服用安慰剂。在补充 12 周之前或之后，三组之间的病情严重程度没有显著的差异。结果表明，尽管富硒酵母补充被吸收并且具有生物利用度，但它不会进入皮肤或对特应性皮炎产生有价值的改善。

2010 年，Plankova 等人发表了一项研究，对患有特应性皮炎的患者给予含有无机硒的干预样品 6 个月。结果显示，76％的患者血浆中硒水平增加，65％的患者临床症状得到改善，表明硒在特应性皮炎的治疗中可能发挥着一定作用。

目前，国内外人体硒水平和膳食硒、硒补充剂与特应性皮炎之间的关系的研究仍然较少，虽然口服微量硒可能会在特应性皮炎中发挥一定的作用，但是却需要更全面的研究来真正解读口服微量营养素硒与特应性皮炎之间的关系。在日常生活中，普通人对硒的摄入应当慎重及适量，科学地预防及治疗特应性皮炎。

# 硒与银屑病

## 一、什么是银屑病

银屑病，又名"牛皮癣"，是一种皮肤科常见的、由环境因素刺激、多基因遗传控制、免疫介导的皮肤病，典型的表现为鳞屑性红斑或斑块，可累及皮肤、指（趾）甲、关节。银屑病除了皮肤的损害之外，还可能同时发生其他多种系统性疾病。

根据相关数据显示，全球银屑病的总患病率介于 $1‰$ ~ $3‰$ 之间，而我国的银屑病的总患病率约为 $0.47‰$。近年来，我国银屑病患病率有逐年上升的趋势，与国际趋势保持一致。

一般来说，银屑病可发生于全年龄段人群，但成人银屑病患病率较儿童更高，有研究表明，银屑病终生患病率约为 $2.7‰$，而 25 岁以上的成人属于高发群体，且男性患者多于女性患者。在我国，男性人群的银屑病患病率为 $1.00‰$ ~ $2.94‰$，女性的患病率则为 $0.70‰$ ~ $2.14‰$。这可能与成年人吸烟、饮酒、精神压力大、体内毒素堆积过多、代谢随年龄增长减低等多方面因素有关。

研究表明，银屑病的发病率在世界各地的差异很大，这与种族、地理位置、环境等多方面因素有关。我国的银屑病发病率在不同地区存在着一定的差异，具体表现为城市高于农村，这可能与城市的空气质量差、环境污染严重存在着一定的关系；北方高于南方，这可能与北方气候寒冷、干燥、日照时间较短以及南北两地区人群生产劳动及生活习惯的不同有关。

此外，银屑病的发生与家族遗传史有着很大的关系，有研究结果显示，银屑病患者中有家族史者占比 $28.43‰$，远高于普通人群占比（$2.23‰$）。

近几年来，银屑病的发病率仍然在持续升高，并且患病后病情反复，通常需要终身治疗，这不仅给患者的家庭带来了巨大的经济负担，也给社会及医疗资源带来了较大的负担。因此必须予以重视，有银屑病家族史的高危人群应当定期进行体检，以更加了解自身的身体状况，做到早发现、早诊断、早治疗，加强身体锻炼，均衡饮食，提高自身免疫力。

## 二、 硒与银屑病的关系

检索硒与银屑病的相关文献，参照世界卫生组织推荐的证据评价方法和标准，对体内硒、饮食硒摄入量与银屑病关联的文献进行综合评价，其结果如下：

### 1. 体内硒与银屑病

通过搜索相关的研究并进行综合分析，结果显示体内硒与银屑病之间存在一定的关系，并且发现银屑病的患者体内的体内硒水平较正常人体内的硒水平低，综合评价等级为B，说明人体内缺硒可使银屑病的发病概率增大。具体研究质量及等级评价见表 2.10.1。

体内硒和银屑病之间关系的研究共计有 4 项，4 项均为病例对照研究，均发现人体内硒含量与银屑病之间存在一定的关系，见表 2.10.2。

**表 2.10.1　血清硒水平与银屑病关系的证据体分析**

| 内容 | 评级 | 备注 |
|------|------|------|
| 证据等级 | 优 | 4 项病例对照研究 |
| 一致性 | 优 | 4 项病例对照研究显示银屑病患者体内硒水平显著低于健康人群体内硒水平 |
| 健康影响 | 优 | 4 项病例对照研究显示银屑病患者体内硒水平降低，并且与健康人群之间存在显著差异 |
| 研究人群 | 优 | 中国、伊朗、波兰 |
| 适用性 | 良 | 适用于中国人群，但存在个别注意事项 |

近年来，有研究表明，人体硒水平与银屑病之间可能存在一定的关系，银屑病患者体内的硒水平较健康人群是显著降低的。

2003 年，丁政云发表了在我国河北石家庄展开的关于银屑病的研究，共选取了 64 名研究对象，其中 32 名为银屑病患者、32 名为未患有皮肤疾病的健康人群。结果显示，银屑病患者体内血清硒水平为 82 $\mu g/L$，对照组血清硒水平为 98 $\mu g/L$，银屑病患者血清硒水平明显低于对照组人群血清硒水平。此外，来自我国的王昌留等人进行的研究也发现血清硒水平较低与银屑病的发生之间存在一定的关系。

2015 年，伊朗的 Toossi 等人经过研究发现 40 例银屑病患者的体内血清硒水平为 69 $\mu g/L$，明显低于正常对照组人群血清硒水平（76 $\mu g/L$），表明体内血清硒水平含量高可以降低银屑病的发病风险。

为了更进一步地探究人体硒水平与银屑病之间的关系，2018 年来自波兰的 Wacewicz 教授及其团队发表了一项研究。结果显示，病例组银屑病患者体内血清硒水平为 71.8 $\mu g/L$，正常对照组人群血清硒水平为 79.4 $\mu g/L$，病例组血清硒水平明显低于对照组人群血清硒水平。

研究细览见表 2.10.2。

表 2.10.2　体内硒水平与银屑病关系的研究

| 作者年度 | 研究类型 | 研究方法 | 例数（病例/对照） | 研究对象及年龄 | 结果 | 对危险性的影响（增加/无/保护） |
|---|---|---|---|---|---|---|
| 王昌留 1998 | 病例对照研究 | 烟台市医学科学技术研究所选取银屑病患者，对照组选择同期未患银屑病的健康人群，测定全血硒浓度 | 10/10 | 银屑病患者（22～72岁）及健康对照组人群 | 病例组全血硒浓度约 58.43 μg/L，对照组全血硒浓度约 75.50 μg/L，两组之间全血硒浓度差异具有统计学意义（$P<0.05$） | 保护 |
| 丁政云 2003 | 病例对照研究 | 河北医科大学第四医院皮肤科选取已登记银屑病患者，对照组选取同期未患皮肤病健康人群，测定血清硒水平 | 32/32 | 银屑病患者（16～50岁）作为病例组，性别与年龄与之大致匹配的健康人作为对照组 | 病例组血清硒水平约 82 μg/L，对照组血清硒水平约 98 μg/L，两组之间血清硒水平差异具有统计学意义（$P<0.05$） | 保护 |
| Toossi 2015 | 病例对照研究 | 伊朗德黑兰 Shahid Beheshti 医科大学皮肤研究中心选取已登记银屑病患者，对照组选择同期未患银屑病健康人群，测定血清硒水平 | 40/40 | 银屑病患者（35.68±14.79岁）及健康对照组人群（34.78±12.66岁） | 病例组血清硒水平约 69 μg/L，对照组血清硒水平约 76 μg/L，两组之间血清硒水平差异具有统计学意义（$P<0.05$） | 保护 |
| Wacewicz 2017 | 病例对照研究 | 波兰皮肤研究中心选取已登记银屑病患者，对照组选择同期未患银屑病健康人群，利用原子吸收光谱法测定血清硒水平 | 60/58 | 银屑病患者（41.23±12.46岁）及健康对照组人群（40.12±13.8岁） | 病例组血清硒水平约 71.8 μg/L，对照组血清硒水平约 79.4 μg/L，两组之间血清硒水平差异具有统计学意义（$P<0.05$） | 保护 |

## 2. 硒补充与银屑病

通过检索相关文献得知，膳食或营养补充剂摄入硒与银屑病也存在一定的关系，且硒对银屑病有保护作用，综合评价为 B，说明膳食中摄入适量的硒可以降低银屑病的发病风险。具体研究证据质量及等级评价见表 2.10.3。

　　饮食硒摄入量和银屑病之间关系的研究共计 4 项，其中 2 项为病例对照研究、2 项为随机对照研究。除 1 项随机对照研究外，其余研究均发现饮食硒摄入量与银屑病的发生密切相关，见表 2.10.4。

表 2.10.3　饮食硒摄入量与银屑病关系的证据体分析

| 内容 | 评级 | 备注 |
|---|---|---|
| 证据等级 | 良 | 2 项病例对照研究、2 项随机对照研究 |
| 一致性 | 良 | 2 项病例对照研究及 1 项随机对照研究均显示补充硒可以显著降低银屑病发病率，1 项随机对照研究显示膳食硒摄入与银屑病无显著相关性 |
| 健康影响 | 良 | 2 项病例对照研究、1 项随机对照研究均显示补充硒对银屑病有益，且硒对银屑病有保护作用 |
| 研究人群 | 中 | 以色列、俄罗斯、美国 |
| 适用性 | 中 | 适用于中国，但存在多个注意事项 |

　　1985 年以色列 Ein-Bokek 国际银屑病治疗中心发表了病例对照研究，给予 35 名患有银屑病的丹麦人、25 名当地酒店长期工作人员富硒饮用水，给予 34 名健康志愿者低硒水并进行生化检测。结果显示，银屑病患者的谷胱甘肽过氧化物酶活性在 4 周内显著增加，表明硒在银屑病中可能发挥作用。

　　1989 年，Fairris 教授及其团队曾在银屑病患者中观察到全血、血浆和白细胞中硒浓度降低，因此给予 69 名患者每天补充 600 μg 富硒酵母片、600 μg 富硒酵母加 600 IU 维生素 E 或安慰剂 12 周。补充之前，患者全血和血浆中硒的平均浓度与匹配的健康对照组人群相比有所降低，补充 12 周后，患者的平均全血、血浆和血小板硒浓度较基线值显著升高。补硒后仅在接受单独硒治疗的组中平均白细胞硒浓度有所上升。研究发现这两种补充方案并不能减轻银屑病的严重程度，说明硒对于银屑病的辅助治疗的效果不明显或是无效的。

　　1999 年，Serwin 教授发表了一项病例对照研究，评估了膳食硒摄入量和硒营养状况在银屑病病程中的作用。病例组包括 30 名病史不超过 10 个月的银屑病患者和 29 名病程至少 3 年的银屑病患者，24 名其他皮肤科患者和 14 名健康受试者组成 2 个对照组。硒饮食摄入量根据 24 小时膳食回顾法计算，硒状态通过血清硒水平进行评估。评估结果显示硒营养状况与银屑病的严重程度呈负相关，表明膳食硒摄入可能会促使银屑病患者病情有所改善。

　　2009 年，Kharaeva 等人发表了硒补充对于银屑病患者临床生化指标影响的研究。研究纳入了 58 例银屑病患者，其中包括严重红皮病型（EP）患者和关节病型（PsA）患者。患者住院同时接受常规治疗方案，并随机分为四组。EP1 组和 PsA1 组补充辅酶 Q10、维生素 E 和硒，持续 30～35 天；EP2 组和 PsA2 组补充安慰剂。结果发现，补充硒的银屑病患者生化指标数值相比补充安慰剂的患者要更快地恢复正常水平，说明补充硒可能对中重症银屑病患者的治疗有着一定的辅助效果。

表 2.10.4　饮食硒摄入量与银屑病关系的研究

| 作者年度 | 研究类型 | 研究方法 | 例数（病例/对照） | 研究对象及年龄 | 结果 | 对危险性的影响（增加/无/保护） |
|---|---|---|---|---|---|---|
| Shani 1985 | 病例对照研究 | 以色列国际银屑病治疗中心选取的银屑病患者与健康人群给予富硒饮用水补充，另设健康人群对照组给予低硒水，测量受试者红细胞谷胱甘肽过氧化物酶活性 | 35/28/34 | 银屑病患者（年龄 24～62 岁）及健康人群干预组、健康人群低硒对照组 | 在补充硒后经过生化检测，银屑病患者的谷胱甘肽过氧化物酶活性在 4 周内显著增加，说明硒的补充对银屑病有改善作用 | 保护 |
| Fairris 1989 | 随机对照研究 | 选取银屑病患者进行硒或安慰剂补充后进行对照分析研究 | 69/69 | 银屑病患者补硒组与银屑病患者补充安慰剂组 | 随机对照研究结果显示补充硒 12 周后对银屑病患者病情的改善效果不理想（$P>0.05$） | 无 |
| Serwin 1999 | 病例对照研究 | 病例组选取 30 名病史不超过 10 个月的银屑病患者和 29 名病程至少 3 年的银屑病患者；24 名其他皮肤科患者和 14 名健康受试者组成 2 个对照组，与被研究病例的性别和年龄相匹配。硒的膳食摄入量根据 24 小时的膳食回忆进行计算，测定血浆硒水平 | (30+29)/(24+14) | 银屑病患者及正常对照组 | 评估结果显示硒营养状况与银屑病的严重程度呈负相关，表明膳食硒摄入可能会促使银屑病患者病情有所改善 | 保护 |
| Kharaeva 2009 | 随机对照研究 | 研究纳入了 58 例银屑病患者，其中包括严重红皮病型（EP）患者和关节病型（PsA）患者。患者住院同时接受常规治疗方案，并随机分为四组，分别为 EP1 组、EP2 组、PsA1 组和 PsA2 组。EP1 组和 PsA1 组补充辅酶 Q10、维生素 E 和硒（溶于大豆卵磷脂，持续 30～35 天。EP2 组和 PsA2 组补充安慰剂大豆卵磷脂 | 14/14/15/15 | 银屑病患者随机分为 EP1 组（36.2±9.1 岁）、EP2 组（35.4±8.2 岁）、PsA1 组（43.1±7.6 岁）和 PsA2 组（44.0±6.9 岁） | 补硒后，银屑病患者生化指标逐渐恢复正常，证明硒补充对银屑病病情有改善和缓解（$P<0.05$） | 保护 |

# 硒与痤疮

## 一、 什么是痤疮

　　痤疮是临床上常见的慢性炎症性损容性皮肤病，好发于面部、前胸部、背部等皮脂溢出部位，以粉刺、红色丘疹、丘脓疱疹为主要皮损表现，部分皮损严重者可伴有结节、囊肿，甚至留下永久性的瘢痕，影响患者容貌，对患者的生活造成了不同程度的影响，如自卑、抑郁等不良的负面情绪以及社交障碍。

　　众多研究发现，痤疮发病机制复杂，是由多种因素联合作用的结果，主要与激素及其受体表达异常、毛囊皮脂腺导管角化异常、皮脂腺分泌增加、痤疮丙酸杆菌在毛囊内定植入、精神神经因素以及遗传等因素相关。

　　相关数据统计显示，2023 年，全球青年人痤疮患病率达 60.21%，我国报道成年痤疮占痤疮患者的 19.3%～33.1%，国外报道澳大利亚成年痤疮患病率 12.8%，新加坡 10.9%，非洲成年痤疮患病率 13.7%。

　　一般来说，痤疮可发生在全年龄段人群，相关普查数据研究表明，痤疮在 12～24 周岁人群中的发病率约为 85%，男性、女性发病率差异不大，但女性发病年龄早于男性。

　　不同地区的痤疮患病率各有差异，有些差异甚大，从世界范围来看，日本的痤疮患病率低于美国，白种人比黑种人更容易发生瘢痕性痤疮，这可能与种族、地区、环境、气候等的差异有关。而在我国，城市的患病率可能会高于农村，这可能与城市环境污染、人们学习工作生活压力大、饮食习惯、生活习惯等多种因素有关；南方患病率可能会高于北方，这与南方空气湿度大、气温较北方高等多种因素有关；此外，吸烟加重痤疮，有研究表明，痤疮的患病率和严重程度和每日的吸烟量呈明显的线性关系。

　　有研究显示 60% 的痤疮患者具有遗传倾向，但是痤疮的不同严重程度与有无痤疮或痤疮瘢痕家族史没有显著差异。因此，对痤疮的预防就显得非常重要，具有痤疮家族史的及不良生活习惯的人群应该密切关注自身健康，患病时应及时就医，避免疾病加重。普通人群需在日常生活中注意做到饮食均衡，加强自身营养，提高免疫力。

## 二、 硒与痤疮的关系

　　检索硒与痤疮的相关文献，体内硒、饮食硒摄入量与痤疮的关联文献较少，分别对其进行简要描述，结果如下：

## 1. 体内硒与痤疮

有研究表明，人体硒水平与痤疮之间可能存在着一定的关系，痤疮患者体内的血清硒水平低于正常人群。

1999 年，我国的符梅教授及其团队发表了相关的病例对照研究，共选取了 40 名寻常痤疮患者、60 名同期未患有皮肤疾病的健康人群。结果显示，寻常痤疮患者体内血清硒水平约 85.1 $\mu$g/L，健康对照组人群体内血清硒水平约 95.0 $\mu$g/L，说明血清硒水平高可能是痤疮的保护因素，血清硒水平较高的人患寻常痤疮的风险较小。

2001 年，来自我国的方绍峰教授发表了一项病例对照研究，病例组在河南省新乡市职业病防治研究所的住院患者中选取 16 例氯痤疮患者，对照组选取 28 例与患者文化程度、经济水平、生活习惯、膳食结构相似的健康人群。结果发现，氯痤疮组血清硒含量约为 56.99 $\mu$g/L，对照组血清硒含量约为 87.91 $\mu$g/L，氯痤疮患者体内血清硒水平显著低于健康人群。

## 2. 硒补充与痤疮

1984 年，Michaelsson 教授发表的一项干预试验中，给予 29 名患者 0.2 mg 硒＋10 mg 生育酚琥珀酸酯治疗痤疮，每天 2 次，持续 6～12 周，效果显著，尤其是对于脓疱性痤疮患者，停止治疗后 6～8 周各项指标值恢复至治疗前水平。

目前，针对膳食硒或者硒补充剂与痤疮发生风险之间关系的研究尚少，且研究结论也不尽相同。对于膳食硒摄入量高或者服用硒补充剂能否降低痤疮的发病风险仍需要进一步的科学研究。

# 第十一节　硒与艾滋病

# 硒与艾滋病

## 一、什么是艾滋病

艾滋病（AIDS）又称获得性免疫缺陷综合征，由人类免疫缺陷病毒（HIV）感染破坏人体免疫系统引起，是一种危害性极大的传染病。世界首例艾滋病病例于20世纪80年代由美国报道，后在全球范围内迅速传播，已成为全球公共卫生问题。

艾滋病传播方式主要有三种：性接触传播，包括同性性行为、异性性行为；经血液及血制品传播，如受污染的医疗器械、静脉毒品注射等；母婴传播，包括宫内感染、分娩时感染和哺乳感染。

据联合国艾滋病规划署统计，截至2020年底，全球已有艾滋病患者3 770万。2021年，全球艾滋病新发感染者约150万人，其中妇女和儿童占所有新感染病例的49%。2022年国家卫生健康委员会通报显示，全国累计报告艾滋病43 146例，死亡15 765人，相比于2021年同期，全国艾滋病新发感染人数下降了6.55%。我国现存艾滋病感染者约105.3万人，艾滋病位居我国乙类传染病报告死亡数的前5位。

近年来，全球艾滋病感染人数呈上升趋势，大学生比例持续增加。感染艾滋病后不仅会使得感染者遭受巨大的精神压力，同时也会加剧我国的医疗负担。艾滋病是一种无法治愈的疾病，一旦发生无法挽救，且随着艾滋病的进展患者容易出现其他各种疾病，体内的免疫系统遭受严重破坏而导致治疗困难，最终死亡，故艾滋病的死亡率也一直处于较高状态。因此，艾滋病的预防就显得尤为重要。在日常生活中洁身自爱、正确使用避孕套能降低感染艾滋病、性病的风险。一旦发生高危行为应尽快去最近的医院或疾控中心进行阻断治疗，以避免HIV的感染。

## 二、硒与艾滋病的关系

检索硒与艾滋病的相关文献，参照世界卫生组织推荐的证据评价方法和标准，对饮食硒摄入量与艾滋病关联的文献进行综合评价，而体内硒与艾滋病的关联文献较少，仅对其进行简要描述，结果如下：

### 1. 体内硒与艾滋病

多项研究表明，硒与艾滋病的发生密切相关，艾滋病患者体内血清硒水平显著低于健康人群。

2023 年，尼日利亚拉各斯拉大学教学医院儿科艾滋病诊所发表了一项横断面研究，选取了 30 名儿童艾滋病患者作为病例组，20 名同期未确诊艾滋病的正常成年人作为对照组，检测了两组受试者体内的血清硒水平。病例组血清硒水平为 91.1 $\mu g/mL$，对照组体内血清硒水平为 147.8 $\mu g/mL$，艾滋病患者体内的血清硒水平显著低于对照组人群。

为了进一步探究血清硒与艾滋病之间的关系，尼日利亚奥韦里一家保健机构对艾滋病毒阳性和艾滋病毒阴性孕妇进行了横断面研究，从产房招募志愿者，并使用结构化问卷进行访谈，将 110 名艾滋病毒阳性孕妇与同等数量的艾滋病毒阴性孕妇进行比较，利用技术手段检测了两组志愿者的血清硒水平。结果显示，病例组血清硒水平为 64.3 $\mu g/mL$，而正常对照组血清硒水平为 100.1 $\mu g/mL$，表明艾滋病患者体内血清硒水平明显低于正常对照组，且低硒水平与死亡风险的增加显著相关。

### 2. 硒补充与艾滋病

通过搜索相关研究并进行综合分析，膳食或营养补充剂摄入硒与艾滋病也存在一定的关系，且硒可以延长艾滋病发作时间，综合评价为 B，说明膳食中摄入足够的硒可以降低艾滋病的发生风险，并且可以延缓 CD4 下降。具体研究证据质量及等级评价见表 2.11.1。

饮食硒摄入量和艾滋病之间关系的研究共计 4 项，其中 1 项为系统综述、3 项为随机对照研究，均发现饮食硒摄入量与艾滋病的发生密切相关，见表 2.11.2。

表 2.11.1　饮食硒摄入量与艾滋病关系的证据体分析

| 内容 | 评级 | 备注 |
| --- | --- | --- |
| 证据等级 | 良 | 1 项系统综述、3 项随机对照研究 |
| 一致性 | 优 | 1 项系统综述、3 项随机对照研究均显示补充硒可延缓 CD4 下降 |
| 健康影响 | 优 | 1 项系统综述、3 项随机对照研究均显示补充硒对艾滋病有益，且硒可以延长艾滋病发作时间 |
| 研究人群 | 良 | 伊朗、泰国 |
| 适用性 | 优 | 适用于中国人群 |

研究证实，补硒可以延缓 CD4 淋巴细胞的下降以及延缓艾滋病的进展过程。

2007 年，佛罗里达州迈阿密大学的 Barry 教授以及他的研究团队发表了一项双盲、随机、安慰剂对照试验。在 2001—2005 年间，在佛罗里达州共招募 174 名年龄在 18～55 岁之间的 HIV 感染者，在研究之初测定其血清硒水平，并随机分为试验组和对照组，试验组（91名感染者）每天服用富硒酵母胶囊，对照组（83名感染者）服用安慰剂，干预时间为9个月。结果显示，试验组感染者服用硒补充剂后血清硒水平显著增高30％，而对照组感染者血清硒水平无明显变化。试验组感染者体内血清硒水平升高的同时，HIV病毒数量也减少了，且体内抗击感染的免疫细胞CD4的数量也上升了，说明补充硒的摄入对艾滋病感染者是有一定好处的。

为了能够进一步探明硒补充剂是否能延缓CD4下降以及延缓艾滋病的进展过程，2011年，来自伊朗克尔曼沙阿医科大学传染病系的Mansouri等人招募了108名没有接受抗逆转录病毒药物治疗的HIV感染者进行了一项随机对照试验。试验随机分为四组：第1组每天服用200 mg硒，第2组每隔一天服用50 mg左旋咪唑，第3组两种药物同时服用，第4组为对照组。四组均进行为期6个月的治疗，6个月后复查CD4计数。结果显示，HIV感染者每日服用硒联合左旋咪唑治疗可降低艾滋病病毒载量，增加血清硒浓度，并提高抗病毒药物疗效；比较4个研究组间CD4计数变化，对照组患者的CD4计数明显下降，而硒联合左旋咪唑治疗组的CD4平均计数显著提高，硒联合左旋咪唑组与对照组间CD4计数变化有显著性差异，表明硒联合左旋咪唑治疗可以延缓CD4计数的下降并延缓艾滋病的病程进展。

2023年，伊朗大不里士医科大学营养与食品科学学院研究中心的Samira发表了一篇系统综述研究，揭示了HIV患者补充硒与艾滋病之间的关系。作者检索多个数据库后，发现有5篇符合补硒的纳入标准，干预时间2周~18个月。结果显示，其中有4篇文章显示补硒可有效延缓HIV感染者CD4下降，表明补硒对HIV感染者有潜在的有益作用。

表2.11.2 饮食硒摄入量与艾滋病关系的研究

| 作者年度 | 研究类型 | 研究方法 | 例数（病例/对照） | 研究对象及年龄 | 结果 | 对危险性的影响（增加/无/保护） |
|---|---|---|---|---|---|---|
| Samira 2023 | 系统综述 | 数据库中检索相关原始研究并进行综合分析 | / | 艾滋病患者及正常对照组 | 4项研究发现，补硒可有效延缓HIV感染者CD4下降，表明补硒对HIV感染者有潜在的有益作用（$P<0.05$） | 保护 |
| Jiamton 2003 | 随机对照研究 | 从泰国曼谷玛希敦大学选取艾滋病患者分别作为试验组和对照组。试验组接受微量营养素治疗，对照组接受安慰剂治疗，对受试者每12周临床检查、每24周CD4细胞计数 | 242/239 | 泰国接受微量营养素治疗艾滋病患者（18~63岁），接受安慰剂治疗艾滋病患者（20~60岁） | 微量营养素组的死亡率较低，总的死亡率危险比为0.53，表明多种微量营养素补充可提高CD4细胞计数和HIV感染者的存活率（$P<0.05$） | 保护 |

| 作者<br>年度 | 研究类型 | 研究方法 | 例数<br>(病例/<br>对照) | 研究对象及<br>年龄 | 结果 | 对危险性<br>的影响<br>(增加/<br>无/保护) |
|---|---|---|---|---|---|---|
| Hurwitz<br>2007 | 随机对照研究 | 从美国佛罗里达州招募艾滋病患者分别作为试验组和对照组,测定 HIV-1 病毒载量和 CD4 计数 | 91/83 | 美国艾滋病患者<br>(41±8 岁) | 干预 9 个月后,给予硒组患者免疫血清中硒的浓度增加 30%,而给予安慰剂组的患者免疫血清中硒含量没有明显改善。免疫血清中硒浓度升高的同时 HIV 病毒的数量也减少了,而抗击感染的人体免疫细胞 CD4 的数量增加 ($P<0.05$),证明补充硒可延缓 CD4 下降,延缓艾滋病的进展过程 | 保护 |
| Mansouri<br>2011 | 随机对照研究 | 选取艾滋病患者随机分为服硒组、左旋咪唑组、硒+左旋咪唑组和对照组,随访 6 个月,比较各组间 CD4 计数变化 | 17/24/<br>32/35 | 伊朗艾滋病患者<br>(38±7 岁) | 比较 4 个研究组间 CD4 计数变化,硒与左旋咪唑联合组与对照组间 CD4 计数变化有显著性差异,表明硒补充剂可以延缓 CD4 的下降 ($P<0.05$) | 保护 |

# 第十二节　硒与全因死亡

# 硒与全因死亡

## 一、什么是全因死亡

全因死亡是指任何原因导致的死亡，无论具体的死因是什么。它是公共卫生和流行病学领域中一个重要的指标，用于评估人群整体健康状态和死亡水平。全因死亡率是衡量全因死亡的指标，通常用于揭示一个特定人群或整个人群的死亡风险。全因死亡率通常以每个特定人群或每个特定地区的年度死亡人数来计算，常以每 10 万人口死亡人数为单位。全因死亡率提供了一种衡量疾病负担、评估健康状况和比较不同人群之间死亡风险的方法。它对公共卫生政策制定、卫生资源分配和疾病干预措施的评估至关重要。

全因死亡率的变化可能会受到多种因素的影响，包括年龄、性别、地理区域、社会经济状态、卫生设施和服务的可及性等。不同的人群和不同国家之间的全因死亡率可能存在显著差异。

了解全因死亡率对于公共卫生政策的制定、疾病预防和控制非常重要。通过分析全因死亡率的变化和趋势，可以识别出各种潜在的健康风险和问题，并采取适当的干预措施。此外，全因死亡率也可以用来评估医疗和健康服务的有效性和效率。

总之，全因死亡是指任何原因导致的死亡，全因死亡率是评估人群整体健康状况和死亡水平的重要指标。通过收集和分析全因死亡率的数据，可以为公共卫生政策制定和健康干预提供有力的支持，以改善人群的健康状况和降低总体死亡风险。

## 二、硒与全因死亡的关系

检索硒与全因死亡的相关文献，参照世界卫生组织推荐的证据评价方法和标准，对体内硒与全因死亡关联的文献进行综合评价，而饮食硒摄入量与全因死亡的关联文献较少，仅对其进行简要描述，结果如下：

## 1. 体内硒与全因死亡

通过搜索相关研究并进行综合分析，结果显示血清硒和全因死亡之间存在一定的关系，且低硒水平与全因死亡的高风险相关，综合评价等级为 A，说明缺硒可以使得全因死亡的发生概率增大。具体研究证据质量及等级评价见表 2.12.1。

血清硒和全因死亡之间关系的研究共计 7 项，其中 1 项为 meta 分析、6 项为队列研究、1 项为临床随机研究，均发现血清硒和全因死亡之间存在一定的关系，见表 2.12.2。

**表 2.12.1 血清硒水平与全因死亡关系的证据体分析**

| 内容 | 评级 | 备注 |
| --- | --- | --- |
| 证据等级 | 优 | 1 项 meta 分析、6 项队列研究 |
| 一致性 | 优 | 1 项 meta 分析、6 项队列研究均显示低硒水平与全因死亡的高风险相关 |
| 健康影响 | 优 | 1 项 meta 分析、6 项队列研究均显示硒与全因死亡相关，且低硒水平与高风险的全因死亡相关 |
| 研究人群 | 优 | 中国、美国、尼日利亚、日本、意大利 |
| 适用性 | 优 | 适用于中国人群 |

10 余年来的研究发现，血清或血浆中较低硒水平的人群，在全因死亡率方面往往具有较高的风险。比如，一项对美国成人进行的研究发现，血浆硒水平与全因死亡率降低之间存在关联，在样条回归模型中全因死亡率随着血清硒水平升高至 130 ng/mL 而下降，然而在较高水平（>150 ng/mL）下，死亡率随着硒水平的升高而逐渐增加。该研究除了全因死亡率外，还对结直肠癌、肺癌、前列腺癌等死因进行了研究，在样条回归模型中，血清硒水平与所有癌症、结直肠癌、肺癌和前列腺癌死亡率呈负相关，血清硒水平大于 150 ng/mL 时，死亡率没有进一步降低，而是可能升高。类似地，在中国的一些地区也发现了血浆硒水平与全因死亡率之间的负相关。如 Zhao 的研究显示，体内几种微量元素包括硒的水平，与全因死亡率之间存在很强的相关性，提示微量元素在有效预防和控制全因死亡率方面具有重要作用。此外，还有研究表明，低硒状况与心血管疾病、前列腺癌、免疫系统疾病及甲状腺疾病等的发病率增加有关，从而间接导致全因死亡率增加。

一项 meta 分析及全球多个国家的大型人群队列研究数据库均显示，血清硒水平较低的人群与全因死亡的高风险相关。一项在 2020 年发布的研究分析了补充硒对全因死亡的影响，结果也显示维持血清硒处于较高水平可在一定程度上降低全因死亡的发生风险。

表 2.12.2　血清硒水平与全因死亡关系的研究

| 作者年度 | 研究类型 | 研究方法 | 例数（病例/对照） | 研究对象及年龄 | 结果 | 对危险性的影响（增加/无/保护） |
|---|---|---|---|---|---|---|
| Xiang 2019 | meta 分析（2 项病例对照研究和 10 项队列研究） | 从数据库中检索相关原始研究并进行综合分析 | 25 667 | 普通人群 | 在普通人群中，低血清硒水平与心血管或全因死亡的高风险相关 | 保护 |
| Zhu 2023 | 队列研究 | 采用第三次全国健康和营养检查调查数据进行整理分析 | 3 063 | 慢性肾病患者 CKD | 较高的血清硒浓度与 CKD 患者全因死亡率和 CVD 死亡率的降低独立相关 | 保护 |
| Tan 2021 | 队列研究 | 采用 2003—2004 年国家健康与营养调查（NHANES）数据进行整理分析 | 929 | 高血压患者 | 血清硒浓度与全因死亡率及心血管死亡率呈 U 型相关 | 保护 |
| Eaton 2010 | 队列研究 | 采用国家健康与营养调查（NHANES）数据进行整理分析 | 10 531 | 普通人群 | 肾功能不全和低硒的组合并不代表极高风险群体，其中补充硒的随机试验比关注所有低血清硒的成年人更有价值 | 保护 |
| Qiu 2022 | 队列研究 | 采用国家健康与营养调查（NHANES）数据进行整理分析 | 3 199 | 糖尿病患者 | 糖尿病患者中，较高的硒浓度与较低的全因死亡率及心脏病死亡率相关 | 保护 |
| Giovannini 2018 | 队列研究 | 采用"Sirente 地理区域的老龄化和长寿"研究中数据进行整理分析 | 347 | 老年人 | 低血清硒水平与老年人生存率降低相关，与年龄、其他临床和功能变量无关 | 保护 |
| Fujishima 2011 | 队列研究 | 根据血清硒水平将患者分为四分位数组。比较组间的死亡率并检验血透患者血清硒水平与死因特异性死亡风险之间的关系 | 1 041 | 血液透析患者 | 血透患者血清硒水平与死亡风险呈负相关，尤其是感染性疾病死亡风险。血液透析患者血清硒水平降低可能导致免疫功能障碍，并可能增加感染性疾病死亡的风险 | 保护 |

## 2. 硒补充与全因死亡

日常生活中，人体硒的补充量如果过高，可能导致硒中毒现象，带来一定的健康问题，如胃肠不适、脱发、疲劳以及神经系统问题。2018 年，Rayman 等人研究了在硒水平相对较低的人群中进行不同剂量水平的长期硒补充对死亡率的作用。其研究结果表明，在硒含量中度偏低的国家，服用 300 $\mu g/d$ 剂量的硒 5 年会增加 10 年后的全因死亡率。这也提示我们在健康人群中应避免总硒摄入量超过 300 $\mu g/d$ 和高剂量的硒补充剂。

但在一些特殊群体中，硒补充剂可以被考虑作为一种治疗手段来降低相关全因死亡率。如 Huang 等人研究显示，肠外补充硒可降低脓毒症危重症患者的死亡风险。2013 年，Rees 等人针对心血管高危人群进行硒补充的研究显示，硒补充剂不能起到对心血管高危人群的保护作用。并且考虑到相关的研究涉及样本量较小，这提示我们在关注硒的重要性时，应注意补充方式和剂量的问题。在日常生活中，为获取足够的硒，更应该通过摄入富含硒的天然食物，以达到最佳的健康效果。

# 参考文献

［1］夏弈明，徐道辊，卢开华，等．冕宁地区克山病患者发硒含量的调查分析［J］．中国地方病学杂志，2002（3）：29-30.

［2］Hou J，Zhu L F，Chen C C，et al. Association of selenium levels with the prevention and control of Keshan disease：A cross-sectional study［J］．J Trace Elem Med Biol，2021，68：126832.

［3］Zou Y J，Liu X，Wang T，et al. A Spatial Ecological Study on Hair Selenium Level of Residents in Keshan Disease Endemic and Non-endemic Areas in Heilongjiang Province，China. Biol Trace Elem Res，2021，199（12）：4546-4554.

［4］胡梅，周定友，赵咏梅，等．凉山州 6 县（市）儿童发硒水平调查［J］．中国地方病学杂志，2001（6）：82.

［5］西安医学院克山病研究室．亚硒酸钠预防克山病急性发病效果观察［J］．陕西新医药，1978（2）：1-5.

［6］蔡卫，邓佳云，欧阳兵，等．2007—2009 年四川省硒盐预防克山病效果分析［J］．预防医学情报杂志，2010，26（9）：711-713.

［7］陈君石．口服亚硒酸钠预防克山病发病的研究［J］．营养学报，1982（3）：243-249.

［8］宋鸿彬，徐光禄，杨虞勋，等．缺硒与克山病关系的临床评估［J］．陕西医学杂志，1992（10）：15-18.

［9］Zhou H H，Wang T，Li Q，et al. Prevention of Keshan Disease by Selenium Supplementation：a Systematic Review and Meta-analysis［J］．Biol Trace Elem Res，2018，186（1）：98-105.

［10］Ringstad J，Jacobsen B K，Thomassen Y，et al. The Tromsø Heart Study：serum selenium and risk of myocardial infarction a nested case－control study ［J］. J Epidemiol Community Health，1987，41（4）：329－332.

［11］Kok F J，Hofman A，Witteman J C M，et al. Decreased Selenium Levels in Acute Myocardial Infarction ［J］. JAMA，1989，261（8）：1161－1164.

［12］Yoshizawa K，Ascherio A，Morris J S，et al. Prospective Study of Selenium Levels in Toenails and Risk of Coronary Heart Disease in Men ［J］. Am J Epidemiol，2003，158（9）：852－860.

［13］Xie B M，Wang J H，Zhang J Y，et al. Dietary and serum selenium in coronary heart disease and all-cause mortality：An international perspective ［J］. Asia Pac J Clin Nutr，2020，29（4）：827－838.

［14］Flores-Mateo G，Navas-Acien A，Pastor-Barriuso R，et al. Selenium and coronary heart disease：a meta-analysis ［J］. Am J Clin Nutr，2006，84（4）：762－773.

［15］Yang L，Qi M，Du X P，et al. Selenium concentration is associated with occurrence and diagnosis of three cardiovascular diseases：A systematic review and meta－analysis ［J］. J Trace Elem Med Biol，2022，70：126908

［16］董湘玉，沈阳，宁淑敏. 病毒性心肌炎患儿血清硒及免疫功能的变化 ［J］. 临床儿科杂志，1999（6）：333－334.

［17］牛存龙，周凯，左文昌. 云南省暴发性心肌炎与环境硒水平的研究 ［J］. 中国地方病防治杂志，2000（6）：344－346.

［18］周凯. 云南急性病毒性心肌炎发病期人群发硒水平分析 ［J］. 中国地方病学杂志，2001（06）：23.

［19］郑百红，毓明涛，郑百波，等. 微量元素硒对急性病毒性心肌炎患儿脂质过氧化损伤的影响 ［J］. 吉林大学学报（医学版），2004（3）：437－440.

［20］Nawrot T S，Staessen J A，Roels H A，et al. Blood pressure and blood selenium：a cross-sectional and longitudinal population study ［J］. Eur Heart J，2007，28（5）：628－633.

［21］Laclaustra M，Navas-Acien A，Stranges S，et al. Serum Selenium Concentrations and Hypertension in the US Population ［J］. Circ Cardiovasc Qual Outcomes，2009，2（4）：369－376.

［22］Su L，Jin Y，Unverzagt F W，et al. Longitudinal association between selenium levels and hypertension in a rural elderly Chinese cohort ［J］. J Nutr Health Aging，2016，20（10）：983－988.

［23］Adriani M，Diarry VIP，Abdulah R，et al. Selenium Intake in Hypertensive and Normotensive Post-Menopausal Indonesian Women ［J］. J Nutr Sci Vitaminol（Tokyo），2015，61（4）：322－325.

［24］Bastola M M，Locatis C，Maisiak R，et al. Selenium，copper，zinc and hypertension：an analysis of the National Health and Nutrition Examination Survey (2011—2016) [J]. BMC Cardiovasc Disord, 2020, 20 (1): 45.

[25] Rayman MP, Bath SC, Westaway J, et al. Selenium status in UK pregnant women and its relationship with hypertensive conditions of pregnancy [J]. Br J Nutr, 2015, 113 (2): 249 – 258.

[26] Vinceti M, Chawla R, Filippini T, et al. Blood pressure levels and hypertension prevalence in a high selenium environment: results from a cross-sectional study [J]. Nutr Metab Cardiovasc Dis, 2019, 29 (4): 398 – 408.

[27] Zhang Z D, Zhao S Y, Wu H, et al. Cross—sectional study: Relationship between serum trace elements and hypertension [J]. J Trace Elem Med Biol, 2022, 69: 126893.

[28] Xie C X, Xian J L, Zeng M, et al. Regional Difference in the Association between the Trajectory of Selenium Intake and Hypertension: A 20-Year Cohort Study [J]. Nutrients, 2021, 13 (5): 1501.

[29] 吴天凤, 俞晓映, 张文娟, 等. 老年糖尿病患者血清硒的变化分析 [J]. 浙江预防医学, 1998, (11): 693 – 694.

[30] 杜任生, 庚永基, 肖伟明. 2 型糖尿病患者血清锌、硒、铬、铜与血糖水平的相关性研究 [J]. 国际检验医学杂志, 2017, 38 (08): 1 059 – 1060, 1063.

[31] Moon S, Chung H S, Yu J M, et al. Association between serum selenium level and the prevalence of diabetes mellitus in U. S. population [J]. J Trace Elem Med Biol, 2019, 52: 83 – 88.

[32] Wang X L, Yang T B, Wei J, et al. Association between serum selenium level and type 2 diabetes mellitus: a non-linear dose-response meta-analysis of observational studies [J]. Nutr J, 2016, 15 (1): 48.

[33] Yin Y T, Han W Q, Wang Y H, et al. Identification of Risk Factors Affecting Impaired Fasting Glucose and Diabetes in Adult Patients from Northeast China [J]. Int J Environ Res Public Health, 2015, 12 (10): 12662 – 78.

[34] Park K, Rimm E B, Siscovick D S, et al. Toenail Selenium and Incidence of Type 2 Diabetes in U. S. Men and Women [J]. Diabetes Care, 2012, 35 (7): 1544 – 1551.

[35] Kim J, Chung H S, Choi M K, et al. Association between Serum Selenium Level and the Presence of Diabetes Mellitus: A Meta-Analysis of Observational Studies [J]. Diabetes Metab J, 2019, 43 (4): 447 – 460.

[36] Stranges S, Sieri S, Vinceti M, et al. A prospective study of dietary selenium intake and risk of type 2 diabetes [J]. BMC Public Health, 2010, 10 (1): 564.

[37] 关燕鸣. 妊娠糖尿病患者血清中硒、锌、铜、钙含量分析 [J]. 中国妇幼保健, 2013, 28 (1): 36 – 38.

[38] Askari G, Iraj B, Salehi-Abargouei A, et al. The association between serum selenium and

gestational diabetes mellitus：A systematic review and meta-analysis [J]．J Trace Elem Med Biol，2015，29：195－201.

[39] 肖大相. 孕期血浆硒水平与妊娠期糖尿病关联的队列研究 [D]．华中科技大学，2022.

[40] 张荣强，韩莉欣，刘启玲，等. 血清硒水平与乙型肝炎和丙型肝炎关系的 meta 分析 [J]．职业与健康，2017，33（1）：34－37.

[41] Lin Y D，He F C，Lian S Y，et al. Selenium Status in Patients with Chronic Liver Disease：A Systematic Review and Meta-Analysis [J]．Nutrients，2022，14（5）：952.

[42] Kim I W，Bae S M，Kim Y W，et al. Serum Selenium Levels in Korean Hepatoma Patients [J]．Biol Trace Elem Res，2012，148（1）：25－31.

[43] Rauf N，Tahir S S，Dilawar S，et al. Serum selenium concentration in liver cirrhotic patients suffering from hepatitis B and C in Pakistan [J]．Biol Trace Elem Res，2012，145：144-150.

[44] 赵娟，李娟，于红卫，等. 慢性乙型肝炎、肝硬化与慢加急性肝衰竭患者饮食摄入硒及血清硒水平的对比分析 [J]．临床肝胆病杂志，2015，31（7）：1103-1106.

[45] Ringstad J，Knutsen S F，Nilssen O R，et al. A comparative study of serum selenium and vitamin E levels in a population of male risk drinkers and abstainers：A population-based matched-pair study [J]．Biol Trace Elem Res，1993，36：65－71.

[46] González-Pérez J M，González-Reimers E，Durán-Castellón M del C，et al. Relative and combined effects of selenium，protein deficiency and ethanol on bone [J]．J Trace Elem Med Biol，2011，25（2）：113－117.

[47] Dhanda A，Atkinson S，Vergis N，et al. Trace element deficiency is highly prevalent and associated with infection and mortality in patients with alcoholic hepatitis [J]．Aliment Pharmacol Ther，2020，52（3）：537－544.

[48] Polyzos S A，Kountouras J，Goulas A，et al. Selenium and selenoprotein P in nonalcoholic fatty liver disease [J]．Hormones，2020，19（1）：61－72.

[49] 刘宇凡，姜少琼，张娟. 血浆硒水平与非酒精性脂肪肝的相关性研究 [J]．江苏预防医学，2017，28（05）：536－538.

[50] Yang Z，Yan CH，Liu G，et al. Plasma selenium levels and nonalcoholic fatty liver disease in Chinese adults：a cross-sectional analysis [J]．Sci Rep，2016，6（1）：37288.

[51] Coelho J M，Cansanção K，Perez R de M，et al. Association between serum and dietary antioxidant micronutrients and advanced liver fibrosis in non-alcoholic fatty liver disease：an observational study [J]．PeerJ，2020，8：e9838.

[52] 魏大成. 肝病患者血清硒浓度：与某些相关指标的关系 [J]．国外医学（医学地理分册），2002（4）：158－160.

[53] 刘晓光，何尔斯泰，郑扶民. 肝硬化、肝癌病人体内微量元素铜、锌、硒的代谢变化 [J]．白求恩医科大学学报，1990（5）：478－480.

[54] 唐琴华，辛琪，周菊明. 肝病患者的血清硒含量分析 [J]. 铁道医学，1994，(2)：69-70，129.

[55] 王志新，李梦东. HBV 标志阳性的肝炎、肝硬化、肝癌患者血硒及谷胱甘肽过氧化物酶活力测定的临床意义 [J]. 第三军医大学学报，1995，(5)：449-451.

[56] 杨青，王青，赵琛，等. 肝硬化病人血清硒检测及其临床意义 [J]. 青岛医药卫生，1995，(3)：44.

[57] 田惠英，郭玉茹，冯秀英. 肝硬化患者血清镁锌铜硒含量的测定 [J]. 微量元素与健康研究，1998，(3)：25-26.

[58] 张卉，戈琳. 肝硬化病人血清及腹水中硒水平的测定 [J]. 国外医学（医学地理分册），2003，(2)：62-63.

[59] 郑晓丽，贺建华，向兴朝，等. 湖北恩施地区血清硒与肝硬化严重程度的关系 [J]. 临床肝胆病杂志，2018，34 (7)：1436-1439.

[60] 葛舰，王祖君，任方元，等. 乙型肝炎肝硬化患者血浆硒浓度与肝功能相关指标、甲胎蛋白、癌胚抗原的相关性 [J]. 广西医学，2020，42 (03)：351-352+359.

[61] Kim S, Freeland-Graves J, Babaei M, et al. Quantifying the association between acute leukemia and serum zinc, copper, and selenium：a meta-analysis [J]. Leuk Lymphoma, 2018, 60：1-9.

[62] Avanzini P, Vinceti M, Ilariucci F, et al. Serum selenium concentrations in patients with newly diagnosed lymphoid malignancies [J]. Haematologica, 1995, 80 (6)：505-511.

[63] 邱玉华，顾钢，吴瑜，等. 54 例白血病患者血清硒含量分析 [J]. 广东微量元素科学，1996，(2)：14-16.

[64] 郭良耀，周华友，赵小亭. 急性白血病患者治疗前后血硒含量的变化 [J]. 肿瘤研究与临床，1999，(3)：34-35.

[65] Asfour I A, El-Tehewi M M, Ahmed M H, et al. High-Dose Sodium Selenite Can Induce Apoptosis of Lymphoma Cells in Adult Patients with Non-Hodgkin's Lymphoma [J]. Biol Trace Elem Res, 2009, 127 (3)：200-210.

[66] Rocha K C, Vieira MLDS, Beltrame R L, et al. Impact of Selenium Supplementation in Neutropenia and Immunoglobulin Production in Childhood Cancer Patients [J]. J Med Food, 2016, 19 (6)：560-568.

[67] Chin-Thin W, Wei-Tun C, Tzu-Ming P, et al. Blood Concentrations of Selenium, Zinc, Iron, Copper and Calcium in Patients with Hepatocellular Carcinoma [J]. Clin Chem Lab Med, 2002, 40 (11)：1118-1122.

[68] Gong Y, Dong F, Geng Y, et al. Selenium concentration, dietary intake and risk of hepatocellular carcinoma——A systematic review with meta-analysis [J]. Nutr Hosp Órgano Of Soc Esp Nutr Clínica Metab SENPE, 2019, 36 (6)：1430-1437.

[69] Hughes D J, Duarte-Salles T, Hybsier S, et al. Prediagnostic selenium status and

hepatobiliary cancer risk in the European Prospective Investigation into Cancer and Nutrition cohort12 [J]. Am J Clin Nutr, 2016, 104 (2): 406 - 414.

[70] Lin C C, Huang J F, Tsai L Y, et al. Selenium, iron, copper, and zinc levels and copper-to-zinc ratios in serum of patients at different stages of viral hepatic diseases [J]. Biol Trace Elem Res, 2006, 109 (1): 15 - 23.

[71] Ma X, Yang Y, Li H L, et al. Dietary trace element intake and liver cancer risk: Results from two population-based cohorts in China [J]. Int J Cancer, 2017, 140 (5): 1050 - 1059.

[72] Zhang Z, Bi M, Liu Q, et al. Meta-analysis of the correlation between selenium and incidence of hepatocellular carcinoma [J]. Oncotarget, 2016, 7 (47): 77110 - 77116.

[73] 崔晞，姜会敏，孙淑爱，等. 硒与原发性肝癌、肝硬化的相关性研究 [J]. 中国肿瘤临床，1990，(4): 247 - 248.

[74] 李文广，倪正平，张启南，等. 补硒对预防原发性肝癌的作用 [J]. 广东微量元素科学，1997，(7): 25 - 30.

[75] 杨冬华，刘为纹，袁爱力. 肝病、肝癌血硒水平及谷胱甘肽过氧化物酶活力改变及其临床意义 [J]. 中华内科杂志，1988，27 (10): 612 - 614.

[76] Zhou L, Huang Y C, Wang Z, et al. Serum and Lung Tissue Selenium Measurements in Subjects with Lung Cancer from Xuanwei, China [J]. Chin J Lung Cancer, 2011, 14 (1).

[77] Knekt P, Marniemi J, Teppo L, et al. Is Low Selenium Status a Risk Factor for Lung Cancer? [J]. Am J Epidemiol, 1998, 148 (10): 975 - 982.

[78] Lener M R, Scott R J, Wiechowska-Kozłowska A, et al. Serum Concentrations of Selenium and Copper in Patients Diagnosed with Pancreatic Cancer [J]. Cancer Res Treat Off J Korean Cancer Assoc, 2015, 48 (3): 1056 - 1064.

[79] Cai X L, Wang C, Yu W Q, et al. Selenium Exposure and Cancer Risk: an Updated Meta-analysis and Meta-regression [J]. Sci Rep, 2016, 6 (1): 19213.

[80] 陈思东，叶蔚云，陈清. 细胞色素 P450 基因多态及血清硒与肺癌的关系 [J]. 中国公共卫生，2004 (7): 32 - 33.

[81] Kamangar F, Qiao Y L, Yu B, et al. Lung Cancer Chemoprevention: A Randomized, Double-Blind Trial in Linxian, China [J]. Cancer Epidemiol Biomarkers Prev, 2006, 15 (8): 1562 - 1564.

[82] Cortés - Jofré M, Rueda J R, Asenjo - Lobos C, et al. Drugs for preventing lung cancer in healthy people [J]. Cochrane Database Syst Rev, 2020 (3).

[83] Muka T, Kraja B, Ruiter R, et al. Dietary mineral intake and lung cancer risk: the Rotterdam Study [J]. Eur J Nutr, 2017, 56 (4): 1637 - 1646.

[84] Li H, Li H, Wang Y, et al. An intervention study to prevent gastric cancer by micro-selenium and large dose of allitridum [J]. Chin Med J, 2004, 117 (8): 1155 - 1160.

［85］ Ji J H，Shin D G，Kwon Y，et al. Clinical Correlation between Gastric Cancer Type and Serum Selenium and Zinc Levels ［J］. J Gastric Cancer，2012，12 (4)：217－222.

［86］ Li W Q，Zhang J Y，Ma J L，et al. Effects of Helicobacter pylori treatment and vitamin and garlic supplementation on gastric cancer incidence and mortality：follow-up of a randomized intervention trial ［J］. BMJ，2019，366：l5016.

［87］ Camargo M C，Burk R F，Bravo L E，et al. Plasma Selenium Measurements in Subjects from Areas with Contrasting Gastric Cancer Risks in Colombia ［J］. Arch Med Res，2008，39 (4)：443－451.

［88］ Yusefi A R，Lankarani K B，Bastani P，et al. Risk Factors for Gastric Cancer：A Systematic Review ［J］. Asian Pac J Cancer Prev APJCP，2018，19 (3)：591－603.

［89］ Steevens J，van den Brandt P A，Goldbohm R A，et al. Selenium Status and the Risk of Esophageal and Gastric Cancer Subtypes：The Netherlands Cohort Study ［J］. Gastroenterology，2010，138 (5)：1704－1713.

［90］ Hu A L，Li L，Hu C L，et al. Serum Concentrations of 15 Elements Among Helicobacter Pylori-Infected Residents from Lujiang County with High Gastric Cancer Risk in Eastern China ［J］. Biol Trace Elem Res，2018，186 (1)：21－30.

［91］ 李亚平. 胃癌患者血清铜、锌和硒水平及其临床意义 ［J］. 青海医学院学报，2004 (2)：118－119.

［92］ 冀军，白雪峰，刘扬. 胃癌和癌旁组织微量元素水平研究 ［J］. 包头医学院学报，2019，35 (4)：1－2.

［93］ Mark S D，Qiao Y L，Dawsey S M，et al. Prospective study of serum selenium levels and incident esophageal and gastric cancers ［J］. J Natl Cancer Inst，2000，92 (21)：1753－1763.

［94］ Wei W Q，Abnet C C，Qiao Y L，et al. Prospective study of serum selenium concentrations and esophageal and gastric cardia cancer, heart disease, stroke, and total death ［J］. Am J Clin Nutr，2004，79 (1)：80－85.

［95］ Pritchett N R，Burgert S L，Murphy G A，et al. Cross sectional study of serum selenium concentration and esophageal squamous dysplasia in western Kenya ［J］. BMC Cancer，2017，17 (1)：835.

［96］ Limburg P J，Wei W，Ahnen D J，et al. Randomized, placebo-controlled, esophageal squamous cell cancer chemoprevention trial of selenomethionine and celecoxib ［J］. Gastroenterology，2005，129 (3)：863－873.

［97］ Qiao Y L，Dawsey S M，Kamangar F，et al. Total and cancer mortality after supplementation with vitamins and minerals：follow-up of the Linxian General Population Nutrition Intervention Tria ［J］. J Natl Cancer Inst，2009，101 (7)：507－518.

［98］ Wang S M，Taylor P R，Fan J H，et al. Effects of Nutrition Intervention on Total and

Cancer Mortality: 25-Year Post-trial Follow-up of the 5.25-Year Linxian Nutrition Intervention Trial [J] . J Natl Cancer Inst, 2018, 110 (11): 1229 – 1238.

[99] Hashemian M, Poustchi H, Abnet C C, et al. Dietary intake of minerals and risk of esophageal squamous cell carcinoma: results from the Golestan Cohort Study [J] . Am J Clin Nutr, 2015, 102 (1): 102 – 108.

[100] Jessri M, Rashidkhani B, Hajizadeh B, et al. Macronutrients, vitamins and minerals intake and risk of esophageal squamous cell carcinoma: a case-control study in Iran [J] . Nutr J, 2011, 10: 137.

[101] Lu H, Cai L, Mu L N, et al. Dietary mineral and trace element intake and squamous cell carcinoma of the esophagus in a Chinese population [J] . Nutr Cancer, 2006, 55 (1): 63 – 70.

[102] Chatterjee S, Combs GF, Chattopadhyay A, et al. Serum selenium and pancreatic cancer: a prospective study in the Prostate, Lung, Colorectal and Ovarian Cancer Trial cohort [J]. Cancer Causes Control, 2019, 30 (5): 457 – 464.

[103] Stolzenberg-Solomon R Z, Pietinen P, Taylor P R, et al. Prospective study of diet and pancreatic cancer in male smokers [J] . Am J Epidemiol, 2002, 155 (9): 783 – 792.

[104] Banim PJ, Luben R, McTaggart A, et al. Dietary antioxidants and the aetiology of pancreatic cancer: a cohort study using data from food diaries and biomarkers [J] . Gut, 2013, 62 (10): 1489 – 1496.

[105] Han X, Li J, Brasky T M, et al. Antioxidant intake and pancreatic cancer risk: the Vitamins and Lifestyle (VITAL) Study [J] . Cancer, 2013, 119 (7): 1314 – 1320.

[106] Baghurst P A, McMichael A J, Slavotinek A H, et al. A case-control study of diet and cancer of the pancreas [J] . Am J Epidemiol, 1991, 134 (2): 167 – 179.

[107] Gong Z, Holly E A, Wang F, et al. Intake of fatty acids and antioxidants and pancreatic cancer in a large population-based case-control study in the San Francisco Bay Area [J] . Int J Cancer, 2010, 127 (8): 1893 – 1904.

[108] Jansen R J, Robinson D P, Stolzenberg-Solomon R Z, et al. Nutrients from fruit and vegetable consumption reduce the risk of pancreatic cancer [J] . J Gastrointest Cancer, 2013, 44 (2): 152 – 161.

[109] Khemayanto H, 凌晨洁, 张峥, 等. 硒摄入与胰腺癌风险的 Meta 分析 [J] . 生物技术进展, 2017, 7 (5): 526 – 531.

[110] Wang L, Wang J F, Liu XD, et al. Association between selenium intake and the risk of pancreatic cancer: a meta-analysis of observational studies [J] . Biosci Rep, 2016, 36 (5): e00395.

[111] Takata Y, Kristal A R, King I B, et al. Serum selenium, genetic variation in selenoenzymes, and risk of colorectal cancer: primary analysis from the Women's Health

Initiative Observational Study and meta-analysis [J]. Cancer Epidemiol Biomarkers Prev, 2011, 20 (9): 1822 - 1830.

[112] Lener M R, Gupta S, Scott R J, et al. Can selenium levels act as a marker of colorectal cancer risk? [J]. BMC Cancer, 2013, 13: 214.

[113] 吕娜. 全血元素水平与结直肠癌发生风险关联的病例对照研究 [D]. 浙江大学, 2019.

[114] Ghadirian P, Maisonneuve P, Perret C, et al. A case-control study of toenail selenium and cancer of the breast, colon, and prostate [J]. Cancer Detect Prev, 2000, 24 (4): 305 - 313.

[115] 郭萍, 唐岳湘. 发硒含量与癌症关系探讨 [J]. 数理医药学杂志, 2000, 13 (5): 461 - 462.

[116] 朱光烁. 硒与结直肠癌发病风险关系的 meta 分析 [D]. 重庆医科大学, 2019.

[117] Caroli S, Coni E, Alimonti A, et al. A pilot study on colon cancer occurrence as related to serum selenium levels [J]. Ann Ist Super Sanita, 1994, 30 (2): 243 - 247.

[118] Janovsky C C P S, Bittencourt M S, Novais M A P, et al. Thyroid cancer burden and economic impact on the Brazilian public health system [J]. Arch Endocrinol Metab. 2018, 62 (5): 537 - 544.

[119] Deng Y, Li H, Wang M, et al. Global Burden of Thyroid Cancer From 1990 to 2017 [J]. JAMA Netw Open, 2020, 3 (6) e208759.

[120] 刘宗超, 李哲轩, 张阳, 等. 2020 全球癌症统计报告解读. 肿瘤综合治疗电子杂志 [J]. 2021, 7 (2): 1 - 14.

[121] Shen F, Cai W S, Li J L, et al. The Association Between Serum Levels of Selenium, Copper, and Magnesium with Thyroid Cancer: a Meta-analysis [J]. Biol Trace Elem Res, 2015, 167 (2): 225 - 235.

[122] 吕兰婷, 余浏洁, 蔡玥, 等. 2013 - 2017 年我国甲状腺癌的住院次均费用趋势分析. 中国卫生统计 [J]. 2020, 37 (1): 76 - 79.

[123] Bray F, Ferlay J, Soerjomataram I, et al. Global cancer statistics 2018: GLOBOCAN estimates of incidence and mortality worldwide for 36 cancers in 185 countries [J]. CA Cancer J Clin, 2018, 68 (6): 394 - 424.

[124] 赫捷. 2018 年中国肿瘤登记年报 [M]. 北京: 人民出版社, 2019, 178 - 179.

[125] 陈万青, 孙可欣, 郑荣寿, 等. 2014 年中国分地区恶性肿瘤发病和死亡分析 [J]. 中国肿瘤. 2018, 27 (1): 1 - 14.

[126] Li M, Dal Maso L, Vaccarella S. Global trends in thyroid cancer incidence and the impact of overdiagnosis [J]. Lancet Diabetes Endocrinol, 2020, 8 (6): 468 - 70.

[127] Kitahara C M, Sosa J A. The changing incidence of thyroid cancer [J]. Nat Rev Endocrinol, 2016, 12 (11): 646 - 653.

[128] Zhang L, Ma X, Yang W, et al. Identification of risk factors for thyroid cancer in Urumqi,

China [J]. Int J Clin Exp Path, 2017, 10 (1): 717-723.

[129] Glattre E, Thomassen Y, Thoresen S O, et al. Prediagnostic serum selenium in a case - control study of thyroid cancer [J]. Int J Epidemiol. 1989, 18 (1): 45-49.

[130] Kucharzewski M, Braziewicz J, Majewska U, et al. Concentration of selenium in the whole blood and the thyroid tissue of patients with various thyroid diseases [J]. Biol Trace Elem Res. 2002, 88 (1): 25-30.

[131] Moncayo R, Kroiss A, Oberwinkler M, et al. The role of selenium, vitamin C, and zinc in benign thyroid diseases and of selenium in malignant thyroid diseases: Low selenium levels are found in subacute and silent thyroiditis and in papillary and follicular carcinoma [J]. BMC Endocr Disord. 2008, 25 (8): 2.

[132] Baltaci A K, Dundar T K, Aksoy F, et al., Changes in the Serum Levels of Trace Elements Before and After the Operation in Thyroid Cancer Patients [J]. Biol Trace Elem Res, 2017, 175 (1): 57-64.

[133] Stojsavljević A, Rovčanin B, Jagodić J, et al. Alteration of Trace Elements in Multinodular Goiter, Thyroid Adenoma, and Thyroid Cancer [J]. Biol Trace Elem Res, 2021, 199 (11): 4055-4065.

[134] Przybylik-Mazurek E, Zagrodzki P, Kuźniarz-Rymarz S, et al. Thyroid disorders - assessments of trace elements, clinical, and laboratory parameters [J]. Biol Trace Elem Res, 2011, 141 (1-3): 65-75.

[135] Brinkman M, Reulen R C, Kellen E, et al. Are men with low selenium levels at increased risk of prostate cancer? [J]. Eur J Cancer, 2006, 42 (15): 2463-2471.

[136] Hurst R, Hooper L, Norat T, et al. Selenium and prostate cancer: systematic review and meta-analysis [J]. Am J Clin Nutr, 2012, 96 (1): 111-122.

[137] Cui Z, Liu D, Liu C, et al. Serum selenium levels and prostate cancer risk: A MOOSE-compliant meta-analysis [J]. Medicine (Baltimore), 2017, 96 (5): e5944.

[138] 赵纯雄, 陈洪波, 胡晓辉, 等. 吸烟对前列腺癌患者血清硒水平影响的研究 [J]. 现代泌尿生殖肿瘤杂志, 2015, 7 (2): 82-84.

[139] Etminan M, Takkouche B, Caamaño-Isorna F. The role of tomato products and lycopene in the prevention of prostate cancer: a meta-analysis of observational studies [J]. Cancer Epidemiol Biomarkers Prev, 2004, 13 (3): 340-345.

[140] Duffield-Lillico A J, Dalkin B L, Reid ME, et al. Nutritional Prevention of Cancer Study Group. Selenium supplementation, baseline plasma selenium status and incidence of prostate cancer: an analysis of the complete treatment period of the Nutritional Prevention of Cancer Trial [J]. BJU Int, 2003, 91 (7): 608-612.

[141] Klein E A, Thompson I M J r, Tangen C M, et al. Vitamin E and the risk of prostate cancer: the Selenium and Vitamin E Cancer Prevention Trial (SELECT) [J]. JAMA,

2011，306（14）：1549-56.

[142] Marshall J R, Tangen C M, Sakr W A, et al. Phase III trial of selenium to prevent prostate cancer in men with high-grade prostatic intraepithelial neoplasia：SWOG S9917 [J] . Cancer Prev Res, 2011, 4 (11)：1761-1769.

[143] Algotar A M, Stratton M S, Ahmann F R, et al. Phase 3 clinical trial investigating the effect of selenium supplementation in men at high-risk for prostate cancer [J] . Prostate, 2013, 73 (3)：328-335.

[144] Chan J M, Darke A K, Penney K L, et al. Selenium-or Vitamin E-Related Gene Variants, Interaction with Supplementation, and Risk of High-Grade Prostate Cancer in SELECT [J] . Cancer Epidemiol Biomarkers Prev, 2016, 25 (7)：1050-1058.

[145] He D, Wang Z, Huang C, et al. Serum Selenium Levels and Cervical Cancer：Systematic Review and Meta-Analysis [J] . Biol Trace Elem Res, 2017, 179 (2)：195-202.

[146] 郑曙民，张春玲，李连青，等 . 宫颈癌与多种病原微生物感染、细胞因子及硒元素含量相关性研究 [J]. 中华实验和临床病毒学杂志，2002，(2)：79-83.

[147] 黄燕，黄群欢，韦亚平，等 . 壮族妇女宫颈癌与硒元素、HPV、UU、CT 感染情况的研究 [J] . 中国妇幼保健，2015，30 (21)：3565-3566.

[148] Subramanyam D, Subbaiah K V, Rajendra W, et al. Serum selenium concentration and antioxidant activity in cervical cancer patients before and after treatment [J] . Exp Oncol, 2013, 35 (2)：97-100.

[149] 李丽 . 新疆喀什巴楚县农村维吾尔族女性宫颈病变与硒元素的关系研究 [D] . 新疆医科大学，2015.

[150] 吐尼沙汗·阿布都热依木，古扎丽努尔·阿不力孜，唐努尔·阿不力米提，等 . HPV 感染者血清铜、硒、叶酸含量分析 [J] . 中国地方病防治杂志，2016，31 (1)：11-13.

[151] 杨美平，袁超燕，张元珍 . 硒、病原微生物感染与宫颈癌的关系 [J] . 中国地方病防治杂志，2016，31 (6)：605-606.

[152] 贺传勇，陈典，邹毅，等 . 硒结合蛋白表达对宫颈癌发生发展与预后的影响分析 [J] . 成都医学院学报，2018，13 (03)：274-278.

[153] Sundström H, Yrjänheikki E, Kauppila A. Serum selenium in patients with ovarian cancer during and after therapy [J] . Carcinogenesis, 1984, 5 (6)：731-734.

[154] 林峰，吴芳斌，孙国平 . 血清铜锌硒与卵巢癌关系的研究 [J] . 微量元素与健康研究，2001，(1)：29-30.

[155] Sieja K, Talerczyk M. Selenium as an element in the treatment of ovarian cancer in women receiving chemotherapy [J] . Gynecol Oncol, 2004, 93 (2)：320-327.

[156] 轩艳，张宝元，周玲 . 硒元素对卵巢癌患者化疗的影响 [J] . 国外医学 (医学地理分册)，2005，(2)：58-61.

[157] Babaknejad N, Sayehmiri F, Sayehmiri K, et al. The relationship between selenium levels

and breast cancer：a systematic review and meta-analysis ［J］. Biol Trace Elem Res，2014，159（1-3）：1-7.

［158］Zhu X，Pan D，Wang N，et al. Relationship Between Selenium in Human Tissues and Breast Cancer：a Meta-analysis Based on Case-Control Studies ［J］. Biol Trace Elem Res，2021，199（12）：4439-4446.

［159］Huang Y L，Sheu J Y，Lin T H. Association between oxidative stress and changes of trace elements in patients with breast cancer ［J］. Clin Biochem，1999，32（2）：131-136.

［160］O'Dell J R，Lemley-Gillespie S，Palmer W R，et al. Serum selenium concentrations in rheumatoid arthritis ［J］. Ann Rheum Dis，1991，50（6）：376-378.

［161］Sahebari M，Ayati R，Mirzaei H，et al. Serum Trace Element Concentrations in Rheumatoid Arthritis ［J］. Biol Trace Elem Res，2016，171（2）：237-245.

［162］Yang W M，Lv J F，Wang Y Y，et al. The Daily Intake Levels of Copper，Selenium，and Zinc Are Associated with Osteoarthritis but Not with Rheumatoid Arthritis in a Cross-sectional Study ［J］. Biol Trace Elem Res. 2023，201（12）：5662-5670.

［163］Wang H，Li X B，Huang R G，et al. Essential Trace Element Status in Systemic Lupus Erythematosus：a Meta-analysis Based on Case-Control Studies ［J］. Biol Trace Elem Res，2023，201（5）：2170-2182.

［164］Erkekoğlu P，Aşçı A，Ceyhan M，et al. Selenium levels，selenoenzyme activities and oxidant/antioxidant parameters in H1N1-infected children ［J］. Turk J Pediatr，2013，55（3）：271-282.

［165］Girodon F，Galan P，Monget A，et al. Impact of Trace Elements and Vitamin Supplementation on Immunity and Infections in Institutionalized Elderly Patients：A Randomized Controlled Trial ［J］. Arch Intern Med，1999，159（7）：748-754.

［166］Ivory K，Prieto E，Spinks C，et al. Selenium supplementation has beneficial and detrimental effects on immunity to influenza vaccine in older adults ［J］. Clin Nutr，2017，36（2）：407-415.

［167］代丽. 支原体肺炎患儿血清硒及一氧化氮水平与病情严重程度的关系 ［J］. 中国妇幼保健，2017，32（5）：972-974.

［168］肖满田，饶斯清，郑敏. 儿童支原体肺炎与血硒的关系 ［J］. 中国误诊学杂志，2004，4（3）：390-391.

［169］崔红，荫士安，高慧英，等. 肺炎患儿硒营养状态与正常儿童的比较 ［J］. 卫生研究，1997，（4）：28-30.

［170］Flatby H M，Ravi A，Damås J K，et al. Circulating levels of micronutrients and risk of infections：a Mendelian randomization study ［J］. BMC Med，2023，21（1）：84.

［171］Roldán-Bretón N R，Capuchino-Suárez A G，Mejía-León M E，et al. Selenium serum levels in patients with SARS-CoV-2 infection：a systematic review and meta-analysis ［J］. J

Nutr Sci，2023，12：e86.

[172] 肖满田，蔺增榕. 锌硒宝对肺炎支原体肺炎患儿体液免疫功能的影响 [J]. 实用儿科临床杂志，2005，(8)：800-801.

[173] Manzanares W，Biestro A，Torre M H，et al. High-dose selenium reduces ventilator-associated pneumonia and illness severity in critically ill patients with systemic inflammation [J]. Intensive Care Med，2011，37 (7)：1120-1127.

[174] Shaheen S O，Newson R B，Rayman M P，et al. Randomised，double blind，placebo-controlled trial of selenium supplementation in adult asthma [J]. Thorax，2007，62 (6)：483-490.

[175] Burney P，Potts J，Makowska J，et al. A case-control study of the relation between plasma selenium and asthma in European populations：a GAL2EN project [J]. Allergy，2008，63 (7)：865-871.

[176] Devereux G，McNeill G，Newman G，et al. Early childhood wheezing symptoms in relation to plasma selenium in pregnant mothers and neonates [J]. Clin Exp Allergy，2007，37 (7)：1000-1008.

[177] Rubin R N，Navon L，Cassano P A. Relationship of serum antioxidants to asthma prevalence in youth [J]. Am J Respir Crit Care Med，2004，169 (3)：393-398.

[178] Zhang Lifan，Guo Xiaofang. A case-control study on the relationship between serum selenium levels and childhood asthma [J]. Chinese Journal of Children's Health，2010，18 (08)：657-659.

[179] 史志澄，谢芳蓉，陈寿芳，等. 煤工尘肺患者血清铜、锌和血、尿硒含量变化的观察 [J]. 中国工业医学杂志，1994 (3)：129-131.

[180] Neve J，Van Geffel R，Hanocq M，et al. Plasma and erythrocyte zinc，copper and selenium in cystic fibrosis [J]. Acta Paediatr Scand，1983，72 (3)：437-440.

[181] 邹振武，李德忠，王齐兵. 硒对百草枯中毒患者肺纤维化的影响 [J]. 临床与病理杂志，2019，39 (11)：2472-2477.

[182] Agler A H，Crystal R G，Mezey J G，et al. Differential expression of vitamin E and selenium-responsive genes by disease severity in chronic obstructive pulmonary disease [J]. COPD，2013，10 (4)：450-458.

[183] Hu G，Cassano P A. Antioxidant nutrients and pulmonary function：the Third National Health and Nutrition Examination Survey (NHANES III) [J]. Am J Epidemiol，2000，151 (10)：975-981.

[184] Isbaniah F，Wiyono W H，Yunus F，et al. Echinacea purpurea along with zinc，selenium and vitamin C to alleviate exacerbations of chronic obstructive pulmonary disease：results from a randomized controlled trial [J]. J Clin Pharm Ther，2011，36 (5)：568-576.

[185] 王琼，陈玉兰，高苏州，等. 抗氧化剂锌、硒、维生素 E 治疗矽肺的临床疗效观察 [J].

铁道劳动安全卫生与环保, 1999, (1)：41-44.

[186] 马冠生, 史奎雄, 程五凤, 等. 胃癌、不典型增生、萎缩性胃炎病人及对照组的硒水平及胃液亚硝胺含量的测定 [J]. 肿瘤, 1991, (2)：92-96.

[187] Burguera J L, Villasmil L M, Burguera M, et al. Gastric tissue selenium levels in healthy persons, cancer and non-cancer patients with different kinds of mucosal damage [J]. J Trace Elem Med Biol, 1995, 9 (3)：160-164.

[188] 赵明宇. 胃疾患血浆、尿液、胃液中硒含量的初步分析 [J]. 哈尔滨医药, 2009, 29 (5)：19.

[189] 宋玉芳, 朱文彦, 阎永富, 等. 消化性溃疡、慢性胃炎病人血清微量元素硒的测定 [J]. 白求恩医科大学学报, 1990, (6)：573-574.

[190] Parmar N S, Tariq M, Ageel A M. Gastric anti-ulcer and cytoprotective effect of selenium in rats [J]. Toxicol Appl Pharmacol, 1988, 92 (1)：122-130.

[191] Zheng H, Wei J, Wang L, et al. Effects of Selenium Supplementation on Graves' Disease: A Systematic Review and Meta-Analysis [J]. Evid Based Complement Alternat Med, 2018, 2018 (1)：3763565.

[192] Chung C W, Jung K Y, Jung E H, et al. Efficacy of selenium supplementation for mild-to-moderate Graves' ophthalmopathy in a selenium-sufficient area (SeGOSS trial): study protocol for a phase III, multicenter, open-label, randomized, controlled intervention trial [J]. Trials, 2023; 24 (1)：272.

[193] Weissel M. Selenium and the course of mild Graves' orbitopathy [J]. N Engl J Med, 2011, 365 (8)：769-771.

[194] 杨梦鸽. Graves病患者的血清硒水平及补硒对Graves病患者的疗效研究 [D]. 山东大学, 2023.

[195] 牛娜, 李树颖, 郑洁. 硒辅助治疗Graves病疗效的Meta分析 [J]. 中国处方药, 2022, 20 (4)：33-37.

[196] 李良毅, 傅瑜瑜, 李永佳, 等. 硒联合甲巯咪唑治疗Graves病的疗效分析 [J]. 吉林医学, 2020, 41 (12)：2937-2938.

[197] 肖新怀, 陈澍, 苏丽芳. 硒辅助治疗Graves病伴轻度突眼的临床疗效 [J]. 中国现代医学杂志, 2017, 27 (11)：91-94.

[198] 杜映红, 毛睿睿. 硒联合甲巯咪唑治疗Graves'病患者的临床研究 [J]. 湖南中医药大学学报, 2013, 33 (12)：73+108.

[199] 赖景雄. 硒酵母片联合甲巯咪唑治疗Graves病疗效观察 [J]. 药物流行病学杂志, 2014, 23 (8)：472-474.

[200] Kong X Q, Qiu G Y, Yang Z B, et al. Clinical efficacy of selenium supplementation in patients with Hashimoto thyroiditis: A systematic review and meta-analysis [J]. Medicine, 2023, 102 (20)：e33791.

［201］Esposito D, Rotondi M, Accardo G, et al. Influence of short-term selenium supplementation on the natural course of Hashimoto's thyroiditis: clinical results of a blinded placebo-controlled randomized prospective trial ［J］. J Endocrinol Invest, 2017, 40 (1): 83 - 89.

［202］Wu Q, Wang Y, Chen P, et al. Increased Incidence of Hashimoto Thyroiditis in Selenium Deficiency: A Prospective 6-Year Cohort Study ［J］. J Clin Endocrinol Metab, 2022, 107 (9): e3603 - e3611.

［203］Yu L, Zhou L, Xu E, et al. Levothyroxine monotherapy versus levothyroxine and selenium combination therapy in chronic lymphocytic thyroiditis ［J］. J Endocrinol Invest, 2017, 40 (11): 1243 - 1250.

［204］Wu Q, Rayman M P, Lv H, et al. Low Population Selenium Status Is Associated With Increased Prevalence of Thyroid Disease ［J］. J Clin Endocrinol Metab, 2015, 100 (11): 4037 - 4047.

［205］Rasic-Milutinovic Z, Jovanovic D, Bogdanovic G, et al. Potential Influence of Selenium, Copper, Zinc and Cadmium on L-Thyroxine Substitution in Patients with Hashimoto Thyroiditis and Hypothyroidism ［J］. Exp Clin Endocrinol Diabetes, 2017, 125 (2): 79 - 85.

［206］Heidari Z, Sheikhi V. Serum selenium status in Graves' disease and Hashimoto's thyroiditis in an iodine-sufficient area: A case-control study ［J］. J Res Med Sci. 2022, 27: 87.

［207］Zheng G, Cai Y, Guo Y, et al. The association between dietary selenium intake and Hashimoto's thyroiditis among US adults: National Health and Nutrition Examination Survey (NHANES), 2007 - 2012 ［J］. J Endocrinol Invest, 2023, 46 (7): 1385 - 1395.

［208］Zuo Y, Li Y, Gu X, et al. The correlation between selenium levels and autoimmune thyroid disease: a systematic review and meta-analysis ［J］. Ann Palliat Med. 2021, 10 (4): 4398 - 4408.

［209］Wang L F, Sun R X, Li C F, et al. The effects of selenium supplementation on antibody titres in patients with Hashimoto's thyroiditis ［J］. Endokrynol Pol. 2021, 72 (6): 666 - 667.

［210］Xu B, Wu D, Ying H, et al. A pilot study on the beneficial effects of additional selenium supplementation to methimazole for treating patients with Graves' disease ［J］. Turk J Med Sci, 2019, 49 (3): 715 - 722.

［211］Nordio M. A novel treatment for subclinical hyperthyroidism: a pilot study on the beneficial effects of l-carnitine and selenium ［J］. Eur Rev Med Pharmacol Sci, 2017, 21 (9): 2268 - 2273.

［212］Gallo D, Mortara L, Veronesi G, et al. Add-On Effect of Selenium and Vitamin D

Combined Supplementation in Early Control of Graves' Disease Hyperthyroidism During Methimazole Treatment [J]. Front Endocrinol, 2022, 13: 886451.

[213] Winther K H, Bonnema S J, Cold F, et al. Does selenium supplementation affect thyroid function? Results from a randomized, controlled, double-blinded trial in a Danish population [J]. Eur J Endocrinol, 2015, 172 (6): 657 - 667.

[214] Kahaly G J, Riedl M, König J, et al. Double-Blind, Placebo-Controlled, Randomized Trial of Selenium in Graves Hyperthyroidism [J]. J Clin Endocrinol Metab, 2017, 102 (11): 4333 - 4341.

[215] Wang L, Wang B, Chen SR, et al. Effect of Selenium Supplementation on Recurrent Hyperthyroidism Caused by Graves' Disease: A Prospective Pilot Study [J]. Horm Metab Res, 2016, 48 (9): 559 - 564.

[216] Winther K H, Bonnema S J, Hegedüs L. Is selenium supplementation in autoimmune thyroid diseases justified? [J]. Curr Opin Endocrinol Diabetes Obes, 2017, 24 (5): 348 - 355.

[217] Federige M A F, Romaldini J H, Miklos A B P P, et al. Serum selenium and selenoprotein-P levels in autoimmune thyroid diseases patients in a select center: a transversal study [J]. Arch Endocrinol Metab, 2017, 61 (6): 600 - 607.

[218] Arikan T A. Plasma Selenium Levels in First Trimester Pregnant Women with Hyperthyroidism and the Relationship with Thyroid Hormone Status [J]. Biol Trace Elem Res, 2015, 167 (2): 194 - 199.

[219] Davcheva D M, Kirova G K, Miteva M Z, et al. Serum selenium concentration in patients with autoimmune thyroid disease [J]. Folia Med (Plovdiv), 2022, 64 (3): 443 - 449.

[220] Bülow Pedersen I, Knudsen N, Carlé A, et al. Serum selenium is low in newly diagnosed Graves' disease: a population-based study [J]. Clin Endocrinol (Oxf), 2013, 79 (4): 584 - 590.

[221] 佟雅洁, 滕卫平, 金迎, 等. 不同碘摄入量地区硒与甲状腺功能关系的流行病学研究 [J]. 中华医学杂志, 2003, (23): 24 - 27.

[222] 杨怡, 韦薇, 周林宗, 等. 2, 3—二氨基萘荧光法测定楚雄地区甲亢患者发硒含量 [J]. 微量元素与健康研究, 2009, 26 (3): 10 - 11＋14.

[223] Mehl S, Sun Q, Görlich C L, et al. Cross-sectional analysis of trace element status in thyroid disease [J]. J Trace Elem Med Biol, 2020, 58: 126430.

[224] Mahmoudi L, Mobasseri M, Ostadrahimi A, et al. Effect of Selenium-Enriched Yeast Supplementation on Serum Thyroid-Stimulating Hormone and Anti-Thyroid Peroxidase Antibody Levels in Subclinical Hypothyroidism: Randomized Controlled Trial [J]. Adv Biomed Res, 2021, 10: 33.

[225] Mahmoodianfard S, Vafa M, Golgiri F, et al. Effects of Zinc and Selenium

Supplementation on Thyroid Function in Overweight and Obese Hypothyroid Female Patients: A Randomized Double-Blind Controlled Trial [J]. J Am Coll Nutr, 2015, 34 (5): 391 – 399.

[226] Taylor P N, Albrecht D, Scholz A, et al. Global epidemiology of hyperthyroidism and hypothyroidism [J]. Nat Rev Endocrinol, 2018, 14 (5): 301 – 316.

[227] Lu L, Huang Z, Wang X, et al. Interaction Between Dietary Selenium and Zinc Intakes on Hypothyroidism [J]. Biol Trace Elem Res, 2023, 201 (10): 4667 – 4676.

[228] Liu F, Wang K, Nie J, et al. Relationship between dietary selenium intake and serum thyroid function measures in U. S. adults: Data from NHANES 2007 – 2012 [J]. Front Nutr, 2022, 9: 1002489.

[229] Dahiya V, Vasudeva N, Sharma S, et al. Role of Dietary Supplements in Thyroid Diseases [J]. Endocr Metab Immune Disord Drug Targets, 2022, 22 (10): 985 – 996.

[230] Pestitschek M, Sonneck-Koenne C, Zakavi S R, et al. Selenium intake and selenium blood levels: a novel food frequency questionnaire [J]. Wien Klin Wochenschr, 2013, 125 (5 – 6): 160 – 164.

[231] Pirola I, Gandossi E, Agosti B, et al. Selenium supplementation could restore euthyroidism in subclinical hypothyroid patients with autoimmune thyroiditis [J]. Endokrynol Pol, 2016, 67 (6): 567 – 571.

[232] Payer J, Jackuliak P, Kužma M, et al. Supplementation with myo-inositol and Selenium improves the clinical conditions and biochemical features of women with or at risk for subclinical hypothyroidism [J]. Front Endocrinol (Lausanne), 2022, 13: 1067029.

[233] Erdal M, Sahin M, Hasimi A, et al. Trace element levels in hashimoto thyroiditis patients with subclinical hypothyroidism [J]. Biol Trace Elem Res, 2008, 123 (1 – 3): 1 – 7.

[234] She C, Shang F, Cui M, et al. Association between dietary antioxidants and risk for diabetic retinopathy in a Chinese population [J]. Eye (Lond), 2021, 35 (7): 1977 – 1984.

[235] Yang H, Ding Y, Chen L. Effect of trace elements on retinopathy of prematurity [J]. J Huazhong Univ Sci Technolog Med Sci. 2007, 27 (5): 590 – 592.

[236] Wang C, Ran R, Jin X, et al. Plasma and vitreous selenium concentrations in patients with type 2 diabetes and diabetic retinopathy [J]. Medicine, 2022, 101 (39): e30877.

[237] Sonkar S K, Parmar K S, Ahmad M K, et al. An observational study to estimate the level of essential trace elements and its implications in type 2 diabetes mellitus patients [J]. J Family Med Prim Care, 2021, 10 (7): 2594 – 2599.

[238] Karaküçük S, Ertugrul Mirza G, Faruk Ekinciler O, et al. Selenium concentrations in serum, lens and aqueous humour of patients with senile cataract [J]. Acta Ophthalmol Scand, 1995, 73 (4): 329 – 332.

［239］Li T, He T, Tan X, et al. Prevalence of age-related cataract in high-selenium areas of China ［J］. Biol Trace Elem Res, 2009, 128 (1): 1-7.

［240］赵冰, 赵光喜, 吴惠群. 硒防治老年性白内障的临床观察 ［J］. 中国中医眼科杂志, 1997 (3): 8-11.

［241］Xu B, Liu Z, Zhao J, et al. Selenium intake help prevent age-related cataract formation: Evidence from NHANES 2001-2008. Front Nutr, 2023, 10: 1042893.

［242］商福, 陈翠真, 董冰, 等. 老年性白内障患者晶体及血清硒含量的变化 ［J］. 微量元素与健康研究, 1993 (4): 11-12.

［243］Post M, Lubiński W, Lubiński J, et al. Serum selenium levels are associated with age-related cataract ［J］. Ann Agric Environ Med, 2018, 25 (3): 443-448.

［244］Khong J J, Goldstein R F, Sanders K M, et al. Serum selenium status in Graves' disease with and without orbitopathy: a case-control study ［J］. Clin Endocrinol (Oxf), 2014, 80 (6): 905-910.

［245］Lumyongsatien M, Bhaktikamala U, Thongtong P, et al. Relative selenium insufficiency is a risk factor for developing severe Graves' orbitopathy: a case-control study ［J］. BMJ Open Ophthalmol, 2021, 6 (1): e000713.

［246］Marcocci C, Kahaly G J, Krassas G E, et al. Selenium and the course of mild Graves' orbitopathyP ［J］. N Engl J Med, 2011, 364 (20): 1920-1931.

［247］Greul A K, Grundmann J U, Heinrich F, et al. Photoprotection of UV-irradiated human skin: an antioxidative combination of vitamins E and C, carotenoids, selenium and proanthocyanidins ［J］. Skin Pharmacol Phys, 15 (5), 307-315.

［248］Emonet-Piccardi N, Richard M J, Ravanat J L, et al. Protective effects of antioxidants against UVA-induced DNA damage in human skin fibroblasts in culture ［J］. Free Radic Res, 1998, 29 (4): 307-313.

［249］Fairris G M, Perkins P J, Lloyd B, et al. The effect on atopic dermatitis of supplementation with selenium and vitamin E ［J］. Acta Derm Venereol, 1989, 69 (4): 359-362.

［250］Vakharia P P, Silverberg J I. New and emerging therapies for paediatric atopic dermatitis ［J］. Lancet Child Adolesc Health, 2019, 3 (5): 343-353.

［251］Vaughn A R, Foolad N, Maarouf M, Tran KA, Shi VY. Micronutrients in Atopic Dermatitis: A Systematic Review ［J］. J Altern Complement Med, 2019, 25 (6): 567-577.

［252］Planková A, Mikus P, Havránek E. Determination of selenium in clinical plasma samples related to atopic dermatitis study by chronopotentiometric stripping method ［J］. Pharmazie, 2010, 65 (5): 327-330.

［253］Toossi P, Sadat Amini S H, Sadat Amini MS, et al. Assessment of serum levels of osteopontin, selenium and prolactin in patients with psoriasis compared with healthy controls, and their association with psoriasis severity [J]. Clin Exp Dermatol, 2015, 40 (7): 741 - 746.

[254] Wacewicz M, Socha K, Soroczyńska J, et al. Concentration of selenium, zinc, copper, Cu/ Zn ratio, total antioxidant status and c-reactive protein in the serum of patients with psoriasis treated by narrow-band ultraviolet B phototherapy: A case-control study [J]. J Trace Elem Med Biol, 2017, 44: 109 - 114.

[255] 王昌留, 王为纲, 宋黎, 等. 银屑病患者血硒含量与 GSH-Px 活力的研究 [J]. 微量元素与健康研究, 1998 (1): 23 - 24.

[256] 丁政云, 孙笑菊, 高顺强, 等. 银屑病患者血清微量元素的测定 [J]. 临床皮肤科杂志, 2003 (9): 525.

[257] Kharaeva Z, Gostova E, De Luca C, et al. Clinical and biochemical effects of coenzyme Q (10), vitamin E, and selenium supplementation to psoriasis patients [J]. Nutrition, 2009, 25 (3): 295 - 302.

[258] 符梅. 寻常痤疮患者血清硒值及血浆 GSH-PX 活力测定 [J]. 中国皮肤性病学杂志, 1999 (3): 21 - 22.

[259] 方绍峰, 张一敏, 崔守明, 等. 氯痤疮患者血清硒和锌水平的观察 [J]. 中华劳动卫生职业病杂志, 2001 (3): 68.

[260] Michaëlsson G, Edqvist LE. Erythrocyte glutathione peroxidase activity in acne vulgaris and the effect of selenium and vitamin E treatment [J]. Acta Derm Venereol, 1984, 64 (1): 9 - 14.

[261] Jiamton S, Pepin J, Suttent R, et al. A randomized trial of the impact of multiple micronutrient supplementation on mortality among HIV-infected individuals living in Bangkok [J]. AIDS, 2003, 17 (17): 2461 - 2469.

[262] John-Olabode SO, Akintan P, Okunade K S, et al. Comparative Assessment of Serum Selenium Status in HIV-Infected and Non-infected Children: A Pilot Study in a Tertiary Hospital in Nigeria [J]. Cureus, 2023, 15 (5): e39626.

[263] Mansouri F, Janbakhsh A, Vaziri S, et al. Comparative study of levamisole-selenium supplementation effect on CD4 increase in HIV / AIDS patients [J]. Caspian J Intern Med, 2011, 2 (2): 218 - 221.

[264] Guillin O M, Vindry C, Ohlmann T, et al. Interplay between Selenium, Selenoproteins and HIV-1 Replication in Human CD4 T-Lymphocytes [J]. Int J Mol Sci, 2022, 23 (3): 1394.

[265] Pourmoradian S, Rezazadeh L, Tutunchi H, et al. Selenium and zinc supplementation in HIV-infected patients [J]. Int J Vitam Nutr Res, 2024, 94 (2): 153 - 159.

[266] Kupka R, Msamanga G I, Spiegelman D, et al. Selenium status is associated with

accelerated HIV disease progression among HIV-1-infected pregnant women in Tanzania [J] . J Nutr, 2004, 134 (10): 2556-2560.

[267] Olmsted L, Schrauzer G N, Flores-Arce M, et al. Selenium supplementation of symptomatic human immunodeficiency virus infected patients [J] . Biol Trace Elem Res, 1989, 20 (1-2): 59-65.

[268] Hurwitz B E, Klaus J R, Llabre M M, et al. Suppression of human immunodeficiency virus type 1 viral load with selenium supplementation: a randomized controlled trial [J] . Arch Intern Med, 2007, 167 (2): 148-154.

[269] Hadadi A, Ostovar A, Edalat Noor B, et al. The effect of selenium and zinc on CD4 (+) count and opportunistic infections in HIV/AIDS patients: a randomized double blind trial [J] . Acta Clin Belg, 2019: 1-7.

[270] Zhao S, Wang S, Yang X, et al. Dose-response relationship between multiple trace elements and risk of all-cause mortality: a prospective cohort study [J] . Front Nutr, 2023, 10: 1205537.

[271] Bleys J, Navas-Acien A, Guallar E. Serum selenium levels and all-cause, cancer, and cardiovascular mortality among US adults [J] . Arch Intern Med, 2008, 168 (4): 404-410.

[272] Goossens M E, Zeegers M P, van Poppel H, et al. Phase III randomised chemoprevention study with selenium on the recurrence of non-invasive urothelial carcinoma. The SELEnium and BLAdder cancer Trial [J] . Eur J Cancer, 2016, 69: 9-18.

[273] Thompson P A, Ashbeck E L, Roe D J, et al. Selenium supplementation for prevention of colorectal adenomas and risk of associated type 2 diabetes [J] . J Natl Cancer Inst, 2016, 108 (12): djw152.

[274] Xiang S, Dai Z, Man C, et al. Circulating Selenium and Cardiovascular or All-Cause Mortality in the General Population: a Meta-Analysis [J] . Biol Trace Elem Res, 2020, 195 (1): 55-62.

[275] Zhu D, Zhong Q, Lin T, Song T. Higher serum selenium concentration is associated with lower risk of all-cause and cardiovascular mortality among individuals with chronic kidney disease: A population-based cohort study of NHANES [J] . Front Nutr, 2023, 10: 1127188.

[276] Tan Q H, Huang Y Q, Liu X C, et al. A U-Shaped Relationship Between Selenium Concentrations and All-Cause or Cardiovascular Mortality in Patients With Hypertension [J] . Front Cardiovasc Med, 2021, 8: 671618.

[277] Eaton C B, Abdul Baki A R, Waring M E, et al. The association of low selenium and renal insufficiency with coronary heart disease and all-cause mortality: NHANES III follow-up study [J] . Atherosclerosis, 2010, 212 (2): 689-694.

[278] Qiu Z, Geng T, Wan Z, et al. Serum selenium concentrations and risk of all-cause and heart disease mortality among individuals with type 2 diabetes [J]. Am J Clin Nutr, 2022, 115 (1): 53 – 60.

[279] Giovannini S, Onder G, Lattanzio F, et al. Selenium Concentrations and Mortality among Community-Dwelling Older Adults: Results from IlSIRENTE Study [J]. J Nutr Health Aging, 2018, 22 (5): 608 – 612.

[280] Karaye K M, Sa'idu H, Balarabe S A, et al. Selenium supplementation in patients with peripartum cardiomyopathy: a proof-of-concept trial [J]. BMC Cardiovasc Disord, 2020, 20 (1): 1 – 10.

[281] Fujishima Y, Ohsawa M, Itai K, et al. Serum selenium levels in hemodialysis patients are significantly lower than those in healthy controls [J]. Blood Purif, 2011, 32 (1): 43 – 47.

[282] Rayman M P, Winther K H, Pastor-Barriuso R, et al. Effect of long-term selenium supplementation on mortality: Results from a multiple-dose, randomised controlled trial [J]. Free Radic Biol Med, 2018, 127: 46 – 54.

[283] Huang T S, Shyu Y C, Chen H Y, et al. Effect of parenteral selenium supplementation in critically ill patients: a systematic review and meta-analysis [J]. PLoS One, 2013, 8 (1): e54431.

[284] Rees K, Hartley L, Day C, et al. Selenium supplementation for the primary prevention of cardiovascular disease [J]. Cochrane Database Syst Rev, 2013, (1): CD009671.

[285] González-Reimers E, Galindo-Martín L, Santolaria-Fernández F, et al. Prognostic value of serum selenium levels in alcoholics [J]. Biol Trace Elem Res, 2008, 125 (1): 22 – 29.

[286] Jaworska K, Gupta S, Durda K, et al. A low selenium level is associated with lung and laryngeal cancers [J]. PloS one, 2013, 8 (3): e59051.

[287] Gong H Y, He J G, Li B S. Meta-analysis of the association between selenium and gastric cancer risk [J]. Oncotarget, 2016, 7 (13): 15600 – 15605.

[288] 李映潼. 血清微量元素 Fe、Zn、Cu、Se 与胃癌生物学行为关系的研究 [D]. 吉林大学, 2013.

[289] Zhu X, Pan D, Wang N, et al. Relationship Between Selenium in Human Tissues and Breast Cancer: a Meta-analysis Based on Case-Control Studies [J]. Biol Trace Elem Res, 2021, 199 (12): 4439 – 4446.

[290] Laustsen B H, Omland Ø, Würtz ET, et al. Serum selenium levels and asthma among seafood processing workers in Greenland [J]. Int J Circumpol Heal, 2021, 80 (1): 1972525.

[291] Bishopp A, Sathyamurthy R, Manney S, et al. Biomarkers of oxidative stress and antioxidants in severe asthma: A Prospective Case-Control Study [J]. Ann Allergy

Asthma Immunol, 2017, 118 (4): 445 - 451.

[292] Ariaee N, Farid R, Shabestari F, et al. Trace Elements Status in Sera of Patients with Allergic Asthma [J]. Rep Biochem Mol Biol, 2016, 5 (1): 20 - 25.

[293] Flatt A, Pearce N, Thomson C D, et al. Reduced selenium in asthmatic subjects in New Zealand. [J]. Thorax, 1990, 45 (2): 95 - 99.

[294] Oluwole O, Arinola O G, Adu M D, et al. Relationships between plasma micronutrients, serum IgE, and skin test reactivity and asthma among school children in rural Southwest Nigeria [J]. J Biomark, 2014, 2014 (1): 106150.

[295] Hasselmark L, Malmgren R, Zetterström O, et al. Selenium supplementation in intrinsic asthma [J]. Allergy, 1993, 48 (1).

[296] Muzembo B A, Dumavibhat N, Ngatu N R, et al. Serum selenium and selenoprotein P in patients with silicosis [J]. J Trace Elem Med Biol, 2013, 27 (1): 40 - 44.

[297] Gottschall E B, Wolfe P, Haegele A D, et al. Increased urinary 8-isoprostaglandin F2α is associated with lower plasma selenium levels and lower vegetable and fruit intake in an asbestos-exposed cohort at risk for lung cancer [J]. Chest, 2004, 125 (5): 83S.

[298] Nadif R, Oryszczyn M P, Fradier-Dusch M, et al. Cross sectional and longitudinal study on selenium, glutathione peroxidase, smoking, and occupational exposure in coal miners [J]. Occup Environ Med, 2001, 58 (4): 239 - 245.

[299] Oryszczyn M P, Godin J, Frette C, et al. Decrease in selenium status in relation to coal dust exposure [J]. Am J Ind Med, 1996, 30 (3): 281 - 284.

[300] 肖玲, 姜文娟, 史良凤, 等. 硒酵母治疗对自身免疫性甲状腺疾病患者甲状腺自身抗体水平的调节作用 [J]. 上海医学, 2017, 40 (11): 684 - 687.

[301] 刘莉, 平智广, 朱本章. 自身免疫性甲状腺病患者血清硒水平 [J]. 中华内分泌代谢杂志, 2005, (6): 537 - 538.

[302] Rostami R, Nourooz-Zadeh S, Mohammadi A, et al. Serum selenium status and its interrelationship with serum biomarkers of thyroid function and antioxidant defense in Hashimoto's thyroiditis [J]. Antioxidants, 2020, 9 (11): 1070.

[303] 张爽, 李楠, 李卫芹, 等. 天津市妊娠期亚临床甲状腺功能减退症妇女硒碘营养状况调查 [J]. 中国妇幼保健, 2019, 34 (4): 907 - 911.

[304] 张小菜, 徐珊, 王敏, 等. 全血硒水平与妊娠晚期甲状腺功能减退的关系及对妊娠结局的影响 [J]. 中国医药, 2022, 17 (4): 580 - 584.

[305] 包丽颖, 张宁, 刘海霞, 等. 硒补充治疗甲状腺功能减退症临床疗效的分析 [J]. 中国临床药理学杂志, 2021, 37 (15): 2079 - 2081.

[306] 向丽华, 郭铭建, 谢屹. 硒酵母联合左甲状腺素钠治疗甲状腺功能减退的疗效分析 [J]. 广西医科大学学报, 2019, 36 (10): 1634 - 1638.

[307] 周小月, 孙华, 陈光裕, 等. 左甲状腺素钠片与硒酵母联合治疗桥本甲状腺炎并甲状腺

功能减退临床疗效评价 [J]. 中国地方病防治, 2021, 36 (2): 191-192.

[308] 张鹏. 甲状腺相关性眼病患者血清硒水平变化的研究 [D]. 山西医科大学, 2022.

[309] 朴司晨. 硒干预轻、中度 Graves 眼病的安慰剂对照临床研究 [D]. 中国医科大学, 2017.

[310] la Ruche G, Césarini J P. Protective effect of oral selenium plus copper associated with vitamin complex on sunburn cell formation in human skin [J]. Photodermatol Photoimmunol Photomed, 1991, 8 (6): 232-235.

[311] Shani J, Livshitz T, Robberecht H, et al. Increased erythrocyte glutathione peroxidase activity in psoriatics consuming high-selenium drinking water at the Dead-Sea Psoriasis Treatment Center [J]. Pharmacol Res Commun, 1985, 17 (5): 479-488.

[312] Serwin A B, Chodynicka B, Wasowicz W, et al. Selenium nutritional status and the course of psoriasis [J]. Pol Merkur Lekarski, 1999, 6 (35): 263-265.

# 硒的作用机制

中国营养学会将硒列为人体必需的 15 种营养素之一。国内外研究显示，人体缺硒可引起某些重要器官的功能失调，进而使得人体容易发生某些疾病，如肿瘤、肝病以及心血管疾病等。低硒或缺硒人群通过适量补硒不但能够维护心、肝、肺等重要器官的正常功能，还可以提高机体免疫力，预防某些疾病的发生。

存在于人体内的硒一般以两种形式存在：一种是来自膳食当中的硒代蛋氨酸，其无法在人体内合成，只能依靠饮食途径获取，在蛋白质合成过程中，硒代蛋氨酸会被转运RNA 所结合，并参与到蛋白质的合成中去，与其他氨基酸一起组成蛋白质链，从而参与到人体细胞的正常生理功能中；另外一种是硒代半胱氨酸，其只在蛋白质的特定位点发挥特殊作用，研究显示硒代半胱氨酸是 25 种硒酶的活性中心，催化体内的氧化还原反应。

## 一、 硒与氧化应激

硒是谷胱甘肽过氧化物酶的组成成分，这种酶具有抗氧化功能，可清除体内的脂质过氧化物，阻断活性氧和其他自由基对机体的损伤作用。谷胱甘肽过氧化物酶能特异性地催化还原性谷胱甘肽为氧化性谷胱甘肽，促进人体内有毒的过氧化物还原为无毒的羟化物，从而保护细胞膜及组织免受过氧化物损伤。当机体的硒摄入量达到需要量时，便可起到保护肝脏、心脏和延缓人体衰老的作用。如在动脉粥样硬化病变中，平滑肌细胞摄取进入受损内皮的大量脂质转变成泡沫细胞，并分泌许多炎性介质和细胞外基质，同时向内膜大量迁移、增殖，使血管僵硬度增加和管壁增厚，形成了动脉粥样硬化发展的主要病理过程，影响着动脉粥样硬化性疾病的防治和预后。而硒可以通过降低细胞内的活性氧水平，抑制炎症因子的产生，进而减轻 DNA 损伤，从而抑制平滑肌异常增殖，起到保护心血管的作用。

## 二、 硒与机体免疫力

机体免疫力是指人体自身的一种防御机制，是人体识别和抵抗外来侵入的病毒、细菌等异物从而达到维持机体内环境稳定的能力。而硒与人体免疫力息息相关，长期硒摄入不足会使得人体免疫力低下，抵抗外来细菌、病毒入侵机体的能力下降。研究发现，硒可以通过调节细胞因子的信号通路影响免疫反应，其可以通过增加高亲和性细胞因子受体的数量来增加白细胞介素-2 的产生，还可以增强中性粒细胞和巨噬细胞对病原微生物的清除功能。硒的免疫刺激功能已在老年人、中国 HIV 感染儿童以及慢性尿毒症、银屑病和胃肠衰竭综合征患者中均有所报道。

## 三、 硒与癌症

硒与癌症的发生发展有着十分密切的联系。作为癌基因表达的调节剂，含硒化合物可以抑制癌细胞的分裂，促进分化并诱导程序性死亡。硒蛋白对于维持正常的生命活动是必不可少的。动物实验也表明，硒蛋白浓度会导致胚胎发育异常。

硒抗癌作用的假定机制是使得抗氧化硒蛋白的表达增加。在硒蛋白的催化下，T4 转化为 T3，是体内 T3 的主要来源，并在维持甲状腺功能正常方面起着关键作用，它们有助于细胞的抗氧化防御机制，在发生氧化 DNA 损伤之前防止其发生，从而减少受损细胞的数量。硒蛋白谷胱甘肽过氧化物酶 2 是一组以肠干细胞特征为特征的基因，被假设可以保护甲状腺细胞免受 DNA 氧化损伤。最近的研究表明，硒蛋白谷胱甘肽过氧化物酶 2 的低表达增加了癌细胞克隆的迁移和侵袭。当存在硒缺乏状态时，硒蛋白的减少可导致甲状腺激素代谢异常和血清 T3 降低。同时，硒缺乏的反馈可刺激促甲状腺素分泌增加、促甲状腺素合成，激活 cAMP 依赖性蛋白激酶信号传导系统，增强表皮生长因子介导的细胞增殖，刺激甲状腺滤泡细胞生长，并在肿瘤侵袭中起到介导和放大信号的作用。

硒代蛋氨酸、亚硒酸钠和甲基亚硒酸，这三种形式都是人类群体中相关的硒源，硒可以影响 p53 活性（定义为 p53 依赖性报告基因的反式激活），增强肿瘤抑制蛋白 p53 的活性，从而抑制增殖，增加 DNA 修复，促进凋亡。p53 是一种转录因子，调节多达 100 个下游效应基因，其产物参与细胞对 DNA 损伤的反应。除了在凋亡和细胞周期检查点控制中的明显作用外，p53 还调节直接参与 DNA 修复的基因。在生理硒浓度下，p53 控制 DNA 相关修复基因的基本表达。目前的研究表明，相关基因的表达激活可能是多种硒化合物共同的终点。不同化学形式的硒可能会在一定程度的内源性或外源性 DNA 损伤的情况下，对 p53 进行不同程度的 DNA 修复或凋亡修饰，通过降低二次突变的频率来降低致癌频率。

## 参考文献

[1] Roman M, Jitaru P, Barbante C. Selenium biochemistry and its role for human health [J]. Metallomics, 2014, 6 (1): 25-54.

[2] 潘利斌，范辉政，蒋建东，等. 微量元素硒的体内过程及生物学效应研究进展 [J]. 药学学报，2017, 52 (12): 1849-1858.

[3] Selenius M, Rundlof A K, Olm E, et al. Selenium and the selenoprotein thioredoxin reductase in the prevention, treatment and diagnostics of cancer. Antioxid. Redox Signal, 2010, 12, 867-880.

[4] Blankenhorn D H, Kramsch D M. Reversal of atherosis and sclerosis. The two components of atherosclerosis. [J]. Circulation, 1989, 79 (1): 1-7.

［5］ Dhingra S, Bansal M P. Hypercholesterolemia and tissue-specific differential mRNA expression of type-1 5' -iodothyronine deiodinase under different selenium status in rats ［J］. Biol Res. , 2006, 39 (2): 307 - 319.

［6］ Hoffmann P R. Mechanisms by which selenium influences immune responses ［J］. Arch Immunol Ther Exp (Warsz), 2007, 55 (5): 289 - 297.

［7］ Zhao G, Hu J, Gao M, et al. Excessive selenium affects neural development and locomotor behavior of zebrafish embryos ［J］. Ecotoxicol Environ Saf, 2022, 238: 113611.

［8］ Bianco A C, Salvatore D, Gereben B, et al. Biochemistry, cellular and molecular biology, and physiological roles of the iodothyronine selenodeiodinases ［J］. Endocr Rev, 2002, 23 (1): 38 - 89.

［9］ Barger J L, Kayo T, Pugh T D, et al. Gene expression profiling reveals differential effects of sodium selenite, selenomethionine, and yeast-derived selenium in the mouse ［J］. Genes Nutr, 2012, 7 (2): 155 - 165.

［10］ Zhang Y, Liu J, Li X, et al. Dietary selenium excess affected spermatogenesis via DNA damage and telomere-related cell senescence and apoptosis in mice ［J］. Food Chem Toxicol, 2023, 171: 113556.

［11］ Fischer J L, Lancia J K, Mathur A, et al. Selenium Protection from DNA Damage Involves a Ref1/p53/Brca1 Protein Complex ［J］. Anticancer Res, 2006, 26 (2A): 899 - 904.

# 科学补硒

# 第一节　如何安全补硒

每日饮食中硒的合理摄入量因不同地区和国家而不同，世界卫生组织（WHO）建议成年人每天摄入的硒量为 50～200 $\mu$g。美国食品和营养委员会于 1989 年提出硒的推荐日摄入量（RDA），考虑到个体特异性，硒的 RDA 男性为 40～70 $\mu$g/d，女性为 45～55 $\mu$g/d，儿童依体重和生长发育等因素相应下调推荐量。欧洲临床营养与代谢协会指出，膳食硒摄入量的建议范围为 20～90 $\mu$g/d。新西兰推荐硒摄入量男性平均 60 $\mu$g/d，女性平均 53 $\mu$g/d。加拿大卫生部建议硒的日摄入量根据性别有所不同，男性为 75 $\mu$g，女性为 60 $\mu$g。中国营养学会推荐的 12 岁以上人群硒摄入量为 60 $\mu$g/d，正常成人摄入硒的安全和合适范围为 50～250 $\mu$g/d，膳食硒可耐受最高摄入量为 400 $\mu$g/d。

表 4.1.1　《中国居民膳食营养素参考摄入量》（2023 版）硒推荐摄入量表

| 年龄（岁）/生理状况 | 硒推荐摄入量/（$\mu$g/d） |
| --- | --- |
| 1～ | 25 |
| 4～ | 30 |
| 7～ | 40 |
| 9～ | 45 |
| 12～ | 60 |
| 孕妇 | 65 |
| 乳母 | 78 |

1959—1963 年，中国湖北省恩施地区暴发了人畜脱发、脱甲症疾病，经检测发现发病人群中头发和血液中硒含量均很高，通过高硒玉米动物试验证实了脱发脱甲症状的病因是人体硒中毒，恩施地区成为中国乃至世界上最典型的硒中毒病区。

杨光圻等对湖北恩施地区典型硒中毒进行研究，对高硒区 349 名成年男女进行体检。结果发现：无硒中毒表现的人其血清硒水平均在 1.02 $\mu$g/mL 以下；有 5 名处于高硒状态而导致指甲变形且长期无法恢复正常者，其硒日均摄入量高达 910 $\mu$g、血清硒水平均在 1.054 $\mu$g/mL 及以上。经生化检测分析后发现：当血硒浓度上升到 1 $\mu$g/mL（硒摄入量 850 $\mu$g/d）时，机体凝血酶原发挥作用的时间延长；在血硒浓度接近 0.9 $\mu$g/mL（硒摄入量 743 $\mu$g/d）时，血浆硒/红血球硒的比值下降至低血硒状态时的 1/3 至 1/4。

因此，在日常饮食中，硒的每日摄入界限为 750～850 $\mu$g/d，均值为 800 $\mu$g/d，即引起毒性作用的膳食硒的摄入量为 800 $\mu$g/d。为了安全考虑，学者专家们取 2.0 作为安全因子处理中毒膳食硒日摄入量，计算得出硒的每日最高安全摄入量为 400 $\mu$g/d。

# 第二节　合理选择富硒食物

在日常生活中，可以通过食物以及含有硒等矿物质的饮用水摄入硒。一般而言，饮用水内硒的含量处于较低水平，因此食物是我们人体摄入硒的主要途径。

一般情况下，动物性食物含硒量高于植物性食物，海产品和动物内脏含硒量较高，因而是摄入硒的良好选择。禾谷类和豆类食物的含硒量高于水果和蔬菜，因此适当多吃黄豆、谷物也是有必要的。

表 4.2.1　常见的富硒食物与贫硒食物表

| 富硒食物 | | 贫硒食物 | |
|---|---|---|---|
| 食物 | 含硒量/（μg/100 g） | 食物 | 含硒量/（μg/100 g） |
| 魔芋精粉 | 350.15 | 黄元帅苹果 | 0.01 |
| 猪肾 | 156.77 | 草菇 | 0.02 |
| 普中红蘑 | 91.70 | 冬瓜 | 0.02 |
| 牡蛎 | 86.64 | 辣椒（尖、青） | 0.02 |
| 小麦胚粉 | 65.20 | 火龙果 | 0.03 |
| 小黄花鱼 | 55.20 | 竹笋 | 0.04 |
| 鲜赤贝 | 57.35 | 生菜（叶用莴苣） | 0.04 |

数据来源：杨月欣.中国食物成分表标准版（第 6 版）.北京：北京大学医学出版社，2019.

由于人群饮食习惯不同，各类食品中硒的相对营养意义有较大差异。如在我国以禾谷类为主食，所以禾谷类食物一般是人体硒摄入的重要来源；而水果和蔬菜类食物次之，只有大量摄入时才对人体硒水平有明显影响。

相反，在欧美国家以肉食为主，动物性食物是主要的营养硒源。尽管如此，在全球，小麦和谷类因食用普遍而成为人们较稳定的硒源，约占摄入硒的 22%，肉类、家禽和鱼硒源约占摄入硒的 36%。

除了天然食品，硒产品大多数为含有机硒的各种制品。富硒粮食、富硒蔬菜、富硒肉类、富硒鸡蛋、富硒茶叶均是通过人工方式，通过植物或动物体内的吸收转化为硒食品。还有一部分是人工合成的富硒食品及富硒保健品。例如，我国硒都恩施地区开发生产的大蒜硒多糖、硒化魔芋胶、莼茶多糖、大豆硒蛋白、大豆硒多肽、茶叶硒多糖、烟叶硒蛋白等，已经涉及畜禽养殖业、林果业、水产业、蔬菜种植业、中草药业以及食品工业等众多领域。

目前常用的补硒制剂主要包括有机物（硒代蛋氨酸）和无机物（亚硒酸钠或硒酸钠）。由于有机补硒剂特别是富含硒代氨基酸的产品在毒理安全性、生理活性和吸收率上的优越性，这类产品的开发与研究一直广为关注。基于有机补硒剂的优越性和天然有机硒资源的限制性，国内外学者对利用生物转化富集外源性无机硒来生产有机硒补剂进行了大量的研究。

前人已利用食用菌为载体培育出富硒酵母、富硒灵芝、富硒螺旋藻、富硒金针菇、富硒平菇、富硒香菇和富硒猴头菌等，利用作物为载体栽培出富硒水稻、富硒玉米、富硒麦芽、富硒茶叶、富硒草莓等，利用动物为载体生产出富硒鸡蛋、蚯蚓富硒蛋白等。

# 参考文献

[1] 汪敏，庄海铃. 关于人体补硒标准的研究 [J]. 数理医药学杂志，2007，20（4）：549-550.

[2] 施明，何天煜. 饮食和食物中的硒 [J]. 国外医学（医学地理分册），2002，23（4）：153-154.

[3] Berger M M，Shenkin A，Schweinlin A，et al. ESPEN micronutrient guideline. Clin Nutr，2022，41（6）：1357-1424.

[4] Rayman M P. Selenium and human health [J]. The Lancet，2012，379（9822）：1256-1268.

[5] Institute of Medicine (US) Panel on Dietary Antioxidants and Related Compounds. Dietary Reference Intakes for Vitamin C，Vitamin E，Selenium，and Carotenoids. Washington (DC)：National Academies Press (US)；2000.

[6] 李振波，李慎思，赵先荣，等. 地方性硒中毒调查报告 [J]. 中华医学杂志，1981，61（8）：486.

[7] 杨光圻. 人的硒最大安全摄入量研究 [J]. 中国地方病学杂志，1989（05）：3-7+57.

[8] 陈历程，杨方美，胡秋辉，等. 南京市主要食物含硒量分析及居民硒营养水平评价 [J]. 食品科学，2000，21（10）：57-59.

[9] 蒲帅. 富硒区土壤-作物中硒的富集特征及土壤硒的生物有效性研究 [D]. 贵州大学，2023.

[10] Hu W，Zhao C，Hu H，et al. Food Sources of Selenium and Its Relationship with Chronic Diseases. Nutrients，2021，13（5）：1739.

[11] 贾楠楠. 硒元素功能以及富硒农产品开发 [J]. 中国食品工业，2024（08）：125-126，137.

[12] 高显钧，白裕兵，魏虹. 我国富硒食品特色农业发展现状研究 [J]. 中国食物与营养，2013，19（09）：26-29.

[13] 李海燕. 不同生态环境中硒与健康 [D]. 大连交通大学，2005.